고혈압과 치료

아침나라 건강총서 —4

고혈압의 원리와 치료 및 식이요법
고혈압과 치료

도노 도시오 (의학 박사) 著

도노 도시오(東野俊夫)
1930년 니혼(日本)대학교 의학부를 졸업하고
박사학위를 취득한 후 교린(杏林)대학
의학부 교수(내과학) 및 同대학부속병원장을 거쳐
현재 同대학장으로 재직중이다.
성인병학, 간장병, 고혈압에 대한 많은 저서와 논문이 있다.

임종삼(林種三)
1955년 조선대학교 국문학과를 졸업하고
고등학교 교사, 해군 편수관을 역임했다.
현재 대한전통불교연구원 연구위원,
은빛세월 건강센터 자문위원으로 활동하고 있다.
역서 —『경영자의 조건』『평전 제갈공명』
『남자 하루에 백번 싸운다』『지적인 인생설계』
『중년이후의 지적 건강학』『스트레스 해소법』 외.

고혈압과 치료

1판 1쇄 발행일 — 1992년 7월 28일 (둥지)
1판 6쇄 발행일 — 1997년 7월 25일 (둥지)
2판 1쇄 발행일 — 1999년 12월 20일

저자 — 도노 도시오
역자 — 임종삼
발행처 — (주)아침나라
발행인 — 황근식

출판등록 — 1999년 5월 13일 제16-1888호
136-034 서울시 성북구 동소문동 4가 260 신성통상빌딩 701호
전화 (02)9244-114   팩스 (02)9297-337

ⓒ 1992 아침나라

* 잘못된 책은 바꾸어 드립니다

ISBN 89-88959-24-8 13510

머리말

　고혈압은 불치의 병이 아니다. 다만 우리가 염두에 두지 않으면 안될 것은 고혈압이 여러 가지 병을 유발하는 기폭제(起爆劑)의 역할을 한다는 사실이다. 고혈압은 그에 수반되는 견비통, 두통, 현기증 등의 증상이 불씨가 되어 동맥경화, 뇌졸중 등 대표적인 성인병을 유발한다.
　이 책에서는 항상 이러한 위험을 안고 있는 고혈압이 도대체 어떤 병인가, 또 그 발생원인은 무엇이며 증상은 어떻게 나타나는가 하는 것을 원리부터 자세히 설명해 놓았다. 또 혈압이 높은 사람이 일상생활에서 주의해야 할 사항이나 식이요법, 그리고 고혈압에서 기인하는 질병의 예방법을 중심으로 엮었다. 그것이 곧 고혈압 치료와 직결되기 때문이다.
　고혈압 치료에 있어서는 환자와 의사와의 긴밀한 협력과 이해, 또 가족의 애정어린 보살핌도 물론 필요하지만 무엇보다도 환자 자신의 확고한 의지와 끈기가 중요하다. 이 점을 잊지 말고 이 책을 잘 활용해 주기 바란다. 우리는 지나치게 고혈압에 대해 위험이나 공포감을 느끼고 있다. 거듭 밝혀두지만 고혈압은 일반적으로 생각하는 것만큼 위험하거나 불치의 병이 아니다.

― 저자

고혈압과 치료
차례

머리말 ——————— 5

제 1 부 혈액의 작용과 혈압

제 1 장 혈압과 혈액순환 ——————————————— 17

1. 혈액의 순환 ——————————————————— 17
  (1) 혈압이란 / 17
  (2) 심장의 구조 / 18
  (3) 심장의 기능 / 18
  (4) 혈액의 양 / 20
  (5) 순환의 신경 지배 / 21
  (6) 순환의 대상성(代償性) / 21

2. 혈관의 구조와 혈압 ————————————————— 22
  (1) 혈관의 구조 / 22
  (2) 혈압과 혈액순환 / 23
  (3) 혈압의 동요 / 25

3. 혈액의 구성과 성질 ————————————————— 27
  (1) 혈액의 구성 / 27
  (2) 적혈구(赤血球) / 28
  (3) 백혈구(白血球) / 28
  (4) 혈소판(血小板) / 29
  (5) 혈액의 성질 / 29
  (6) 혈액의 작용 / 30
  (7) 혈액의 항상성(恒常性) / 31

제 2 장 혈압의 정상(正常)과 이상(異常)

1. 표준이 되는 혈압치(血壓値) ——————— 32
　(1) 혈압의 정상치(正常値) / 32
　(2) 연령 더하기 90설(設) / 33
　(3) 혈압의 최고와 최저 / 34
　(4) 혈압과 연령의 관계 / 34

2. 혈압의 조절(調節) ——————————— 36
　(1) 건강인의 혈압 조절 / 36
　(2) 고혈압자의 조절 / 37

3. 혈압의 올바른 측정 —————————— 37
　(1) 어떤 상태에서 측정하는가? / 37
　(2) 혈압의 측정법 / 38
　(3) 최저혈압치의 중요성 / 40

제 2 부 고혈압의 유인(誘因)과 증상

제 1 장 고혈압의 증상과 검사 ——————— 43

1. 자각증상(自覺症狀) ——————————— 43
　(1) 자각하지 못하는 수도 많다 / 43
　(2) 두중(頭重)과 두통 / 44
　(3) 견비통(肩臂痛) / 45
　(4) 귀울림[耳鳴症] / 45
　(5) 현기증 / 46
　(6) 수족마비(手足痲痺) / 46

2. 타각증상(他覺症狀) ——————————————— 47
   (1) 세동맥경화(細動脈硬化) / 47
   (2) 안저(眼底)동맥의 변화 / 48
   (3) 관상동맥(冠狀動脈)의 경화 / 49
   (4) 신장(腎臟)의 병변 / 50

3. 고혈압에 필요한 검사 ——————————————— 50
   (1) 심장검사 / 50
   (2) 안저검사(眼底檢査) / 51
   (3) 신장검사 / 52
   (4) 콜레스테롤 측정 / 53

제 2 장 고혈압의 유인(誘因)과 종류 ——————————————— 55

1. 본태성(本態性)고혈압 ——————————————— 55
   (1) 체질의 유전 / 55
   (2) 본태성고혈압은 질병인가? / 56

2. 2차성(二次性)고혈압 ——————————————— 57
   (1) 신성고혈압(腎性高血壓) / 57
   (2) 내분비 이상(內分泌異常)에 의한 고혈압 / 60
   (3) 임신중독증(姙娠中毒症)에 의한 고혈압 / 61
   (4) 대동맥이 가늘어져서 생기는 고혈압 / 62
   (5) 그밖의 유인 / 62

3. 약년성(若年性)고혈압 ——————————————— 63
   (1) 고혈압과 연령층 / 63
   (2) 약년자(若年者)의 2차성고혈압 / 63
   (3) 약년자(若年者)의 본태성고혈압 / 65

제 3 장 갱년기(更年期)와 고혈압 ———————— 68

1. 갱년기 장애 ———————————— 68
  (1) 갱년기의 생리 / 68
  (2) 갱년기 장애의 증상 / 69

2. 고혈압과의 관계 ———————————— 70
  (1) 반드시 검사를 / 70
  (2) 치료의 요령 / 70

제 4 장 저혈압(低血壓)에 대하여 ———————— 72

1. 체질성(體質性)저혈압 ———————————— 72
  (1) 저혈압이란 / 72
  (2) 체질성저혈압의 원인 / 73
  (3) 저혈압의 증상 / 73
  (4) 저혈압증의 치료 / 74

2. 저혈압을 수반하는 질병 ———————————— 76
  (1) 저혈압의 원인이 되는 질병 / 76
  (2) 심부전(心不全) / 77
  (3) 점액수종(粘液水腫) / 77
  (4) 애디슨(Addison)병 / 78
  (5) 시몬즈병 / 79

제 5 장 동맥경화(動脈硬化) ———————————— 80

1. 동맥경화는 이렇게 생긴다 ———————————— 80
  (1) 동맥경화란 / 80
  (2) 동맥경화의 원인 / 81

      (3) 동맥경화의 상태 / 81
      (4) 동맥경화가 생기는 장소 / 82
      (5) 동맥경화와 고혈압 / 83

2. 동맥경화의 예방 ──────────────── 83
      (1) 중년(中年) 이후는 요주의 / 83
      (2) 경화를 늦춘다 / 84
      (3) 영양과 동맥경화 / 85
      (4) 운동부족과 동맥경화 / 87

3. 동맥경화와 뇌졸중 ──────────────── 88
      (1) 뇌졸중 / 88
      (2) 뇌출혈 / 88
      (3) 뇌연화(腦軟化) / 89
      (4) 거미막하출혈 / 89

4. 뇌졸중의 대책 ──────────────── 90
      (1) 발작에 대한 경계 / 90
      (2) 뇌졸중의 조짐 / 90

5. 뇌졸중의 처치와 간호 ──────────────── 93
      (1) 발작 직후 / 93
      (2) 절대 안정 / 93
      (3) 환자를 운반할 때 / 94
      (4) 옷을 풀어준다 / 94
      (5) 얼굴빛을 주시한다 / 95
      (6) 경련(痙攣)의 처치 / 95
      (7) 구토(嘔吐)의 처치 / 96
      (8) 배변(排便) / 96

(9) 자극을 피한다 / 96
　(10) 얼음주머니 사용 / 97
　(11) 찜질할 때 / 97
　(12) 기저귀 사용 / 97
　(13) 보온(保溫)과 환기(換氣) / 98
　(14) 병실의 청소 / 98
　(15) 신체의 청결 / 98
　(16) 와창 / 99
　(17) 환자의 식사 / 100

제 3 부 고혈압과 일상생활

제 1 장 식생활상의 유의점 ─────────── 103

1. 현대병(現代病)으로서의 고혈압증 ─────── 103
　(1) 바쁜 현대인 / 103
　(2) 평균수명의 신장(伸張) / 104
　(3) 미개지(未開地)에는 적은 고혈압 / 105

2. 식생활상 유의점 ───────────── 106
　(1) 식사와 고혈압 / 106
　(2) 조식(粗食)은 혈압을 내린다 / 106
　(3) 체중의 증감과 식사와의 관계 / 107
　(4) 쌀밥 편중은 해로운가? / 109
　(5) 식염(食鹽)의 제한 / 110
　(6) 식품의 종류와 내용 / 111
　(7) 식품의 산성(酸性)과 알칼리성 / 114

3. 술, 담배의 영향 ────────────── 115
 (1) 술과 혈압과의 관계 / 115
 (2) 적량(適量)을 지킨다 / 117
 (3) 해로운 음주법 / 117
 (4) 술과 음식물 / 118
 (5) 담배와 혈압의 관계 / 119
 (6) 흡연도 이렇게 하면 위험하지 않다 / 120

제 2 장 일상생활상의 주의점 ────────────── 122

1. 고혈압과 운동 ────────────── 122
 (1) 운동은 혈압을 올린다 / 122
 (2) 운동은 피로를 가져온다 / 122
 (3) 피로의 회복방법 / 123
 (4) 고혈압자에게 알맞는 운동 / 124
 (5) 고혈압에 있어서의 운동의 효용 / 125
 (6) 효과적인 산책 / 126
 (7) 고혈압자와 골프 / 127
 (8) 수영・테니스・야구 등 / 128
 (9) 심호흡(深呼吸)과 혈압의 관계 / 128

2. 정신상태와 고혈압 ────────────── 129
 (1) 신경과 혈압의 관계 / 129
 (2) 감정적(感情的)인 사람과 혈압 / 129
 (3) 혈압노이로제 / 131

3. 기온・입욕(入浴)・수면・배변 등 ────────────── 131
 (1) 한랭(寒冷)은 해롭다 / 131
 (2) 한랭의 대책 / 133

(3) 고혈압자가 겨울에 주의해야 할 점 / 134
(4) 입욕(入浴)의 요령 / 135
(5) 배변(排便) 때의 주의점 / 136

4. 고혈압자와 성생활(性生活) ──────────── 137
(1) 성교(性交)와 혈압 / 137
(2) 고혈압자의 유의점 / 138

제 4 부 고혈압의 치료법

제 1 장 고혈압의 식이요법(食餌療法) ──────────── 141

1. 식생활의 합리화 ──────────── 141
(1) 식생활과 건강 / 141
(2) 식이요법의 의의(意義) / 142
(3) 영구적인 요법으로서 / 143
(4) 실행할 수 있는 차림표를 만든다 / 143
(5) 육식(肉食)의 시비(是非) / 144
(6) 육식과 동맥경화의 관계 / 145

2. 주요식품의 성질과 작용 ──────────── 145
(1) 단백질 / 145
(2) 탄수화물류(炭水化物類) / 147
(3) 지방류(脂肪類) / 148
(4) 비타민류 / 151
(5) 무기질류(無氣質類) / 156

3. 식염(食鹽)은 경계해야 한다 ———————— 156
   (1) 식염의 성분과 작용 / 156
   (2) 식염은 혈압을 올린다 / 157
   (2) 감염식(減鹽食)의 효과 / 157
   (4) 가공식품의 식염함유량 / 158
   (5) 감염식의 실행 요령 / 160
   (6) 감염식의 조리 요령 / 160
   (7) 감염간장의 이용 / 162

4. 신장병이 있는 경우의 식이요법 ———————— 163
   (1) 신장병과 고혈압 / 163
   (2) 식량구성의 포인트 / 164

5. 심장병이 있는 경우의 식이요법 ———————— 166
   (1) 심장병과 고혈압 / 166
   (2) 하루의 기준량 / 168

6. 당뇨병이 있는 경우의 식이요법 ———————— 169
   (1) 당뇨병과 고혈압 / 169
   (2) 하루의 기준량 / 171

7. 동맥경화가 있는 경우의 식이요법 ———————— 173
   (1) 동맥경화와 음식물의 관계 / 173
   (2) 영양가의 기준 / 173
   (3) 바람직한 식품 / 177

8. 고혈압증의 식단례(食單例) ———————————— 178
   (1) 본태성고혈압증의 상차림 주의 / 178
   (2) 그밖의 주의사항 / 180

(3) 고혈압증의 식품선택 / 181
　　　(4) 본태성고혈압증의 봄철 상차림 / 184
　　　(5) 본태성고혈압증의 여름 상차림 / 186
　　　(6) 본태성고혈압증의 가을 상차림 / 188
　　　(7) 본태성고혈압증의 겨울 상차림 / 190
　　　(8) 2차성고혈압증의 봄철 상차림 / 192
　　　(9) 2차성고혈압증의 여름 상차림 / 194
　　　(10) 2차성고혈압증의 가을 상차림 / 196
　　　(11) 2차성고혈압증의 겨울 상차림 / 198

제 2 장 고혈압의 약물요법(藥物療法) ──────── 200

1. 치료를 받는 사람의 유의점 ──────── 200
　　　(1) 치료방법의 선택 / 200
　　　(2) 조기(早期)에 치료한다 / 201
　　　(3) 치료의 중절(中絶)은 금물 / 201

2. 혈압을 내리는 약 ──────── 202
　　　(1) 약물의 효과 / 202
　　　(2) 약물의 종류와 작용 / 203
　　　(3) 신정세 / 203
　　　(4) 강압제 / 204

3. 혈관을 보강하는 약 ──────── 207
　　　(1) 혈관의 노화와 보강약(補強藥) / 207

제 3 장 뇌졸중 예후의 유의점 ──────── 210

1. 안정기의 대책 ──────── 210
　　　(1) 회복기의 노력이 중요 / 210

  (2) 가족의 협력 / 211
  (3) 변형(變形)의 예방 / 211
  (4) 관절의 경직 방지 / 213

 2. 안정기의 훈련 ──────────────── 216
  (1) 좌위(坐位)의 유지 / 216
  (2) 기계나 기구 이용 / 216
  (3) 기립(起立)의 요령 / 218
  (4) 보행 훈련 / 219

제 4 장 고혈압의 특수요법 ──────────── 223

 1. 물리요법(物理療法) ──────────────── 223
  (1) 물리요법이란 / 223
  (2) 피부마찰요법(皮膚摩擦療法) / 224
  (3) 목욕·온천요법 / 224
  (4) 구(灸 : 뜸)요법과 침(鍼)요법 / 225

일상생활의 4가지 유의점

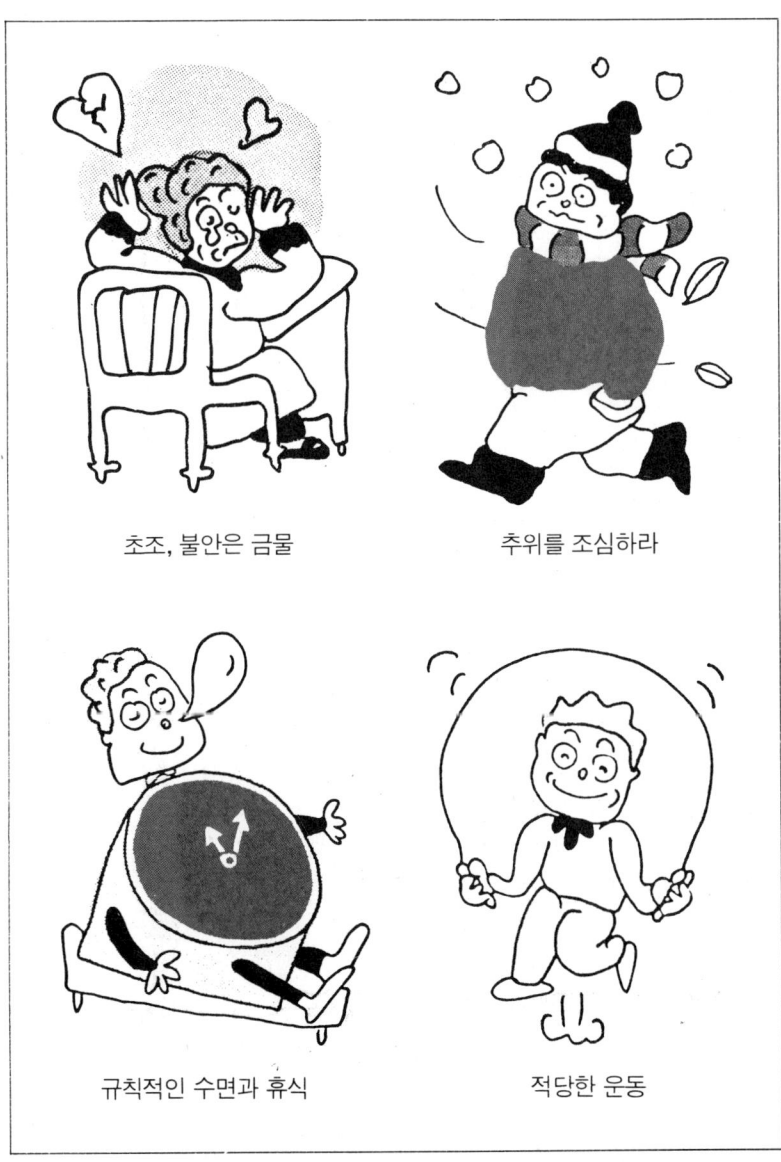

식이요법의 6가지 유의점

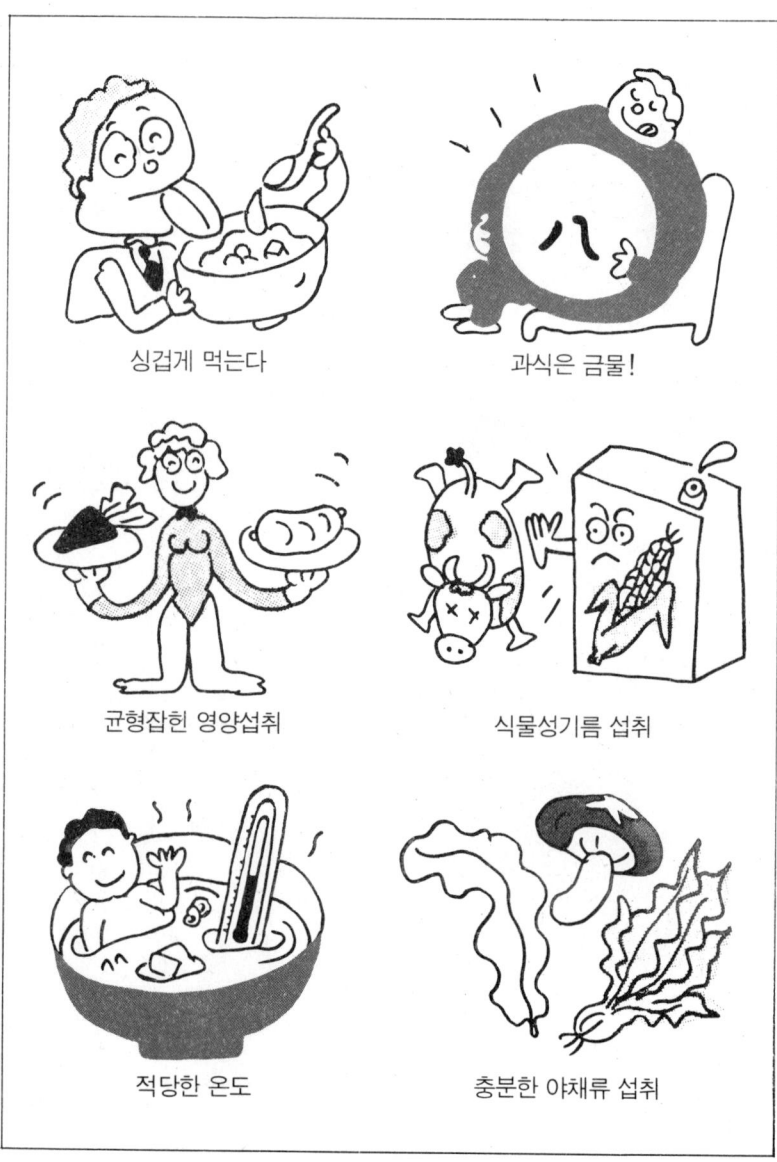

본태성고혈압증의 1일 섭취식품 기준량

당질원

밥 660g 6공기

과일 220g 감자류 100g

사과 1개 감자 1개

단백질원

고기 60g 닭고기 2조각

계란 50g 1개 생선살 70g

도미 1조각

우유 200g 두부 140g

1병 1모

미네랄·비타민원

녹황색 야채 100g

그밖의 야채 200g

지질원

식물성식용유 15g
1큰술

조미료

설탕 20g 5 작은술

된장 15g 2 작은술

제 1 부
혈액의 작용과 혈압

제1장 혈압과 혈액순환

1. 혈액의 순환

(1) 혈압이란?

고혈압이라는 말은 지금은 널리 쓰이는 말로서 별로 생소하지 않다.

어떤 기회에 혈압을 재보고 '당신은 혈압이 높다'라는 말을 듣게 되면 갑자기 불안해져서 뭔가 위험한 상태에 있는 것처럼 생각하기 쉽다. 이 불안감이나 위험감은 대개 혈압에 대해 잘 모르기 때문에 생긴다.

사실, 우리들은 혈압에 대해서는 그저 막연한 지식, 그것도 매우 부정확하고 추상적인 지식밖에 갖고 있지 않다. 그래서 우선 혈압이란 도대체 무엇인가를 확실히 알아둘 필요가 있다.

혈압이란 우리들의 몸속을 흐르고 있는 혈액이 혈관의 벽(壁)에 미치는 힘을 말한다.

심장으로부터 보내져온 혈액은 온몸을 돌아서 다시 심장으로 되돌아오는데 이 혈액이 온몸을 도는 동력은 심장의 수축작용(收縮作

用)에 의해 주어진다.

보내져온 혈액의 흐름에는 압력이 있으므로 혈관벽을 부풀게 한다. 이 압력을 혈압이라고 부르고 있다.

그러면 심장은 어떻게 해서 혈액을 내보내고, 내보내진 혈액은 어떠한 경로를 더듬어 온몸을 돌고, 다시 심장으로 되돌아오는가, 심장의 구조, 작동 및 혈액순환의 상황을 살펴보기로 한다.

(2) 심장의 구조

인간의 심장은 흉강(胸腔)의 중앙에서 약간 왼쪽으로 기울어진 곳, 즉 왼쪽 유방에서 흉강 중앙과 그 아래쪽에 걸친 부분에 있다. 수축했을 때의 크기는 그 사람의 주먹만하다.

이 심장은 좌우 심방(心房)과 좌우 심실(心室) 4부분으로 나눌 수 있다.

좌심방과 좌심실 사이에 2첨판(2尖瓣 : 승모판)이 있고 좌심실과 대동맥(大動脈)의 근부(根部) 사이에는 대동맥판(大動脈瓣)이 있다.

심장벽의 주요부분은 심근(心筋)이라 불리우는 특수한 근육으로 되어 있어서 이 심근이 일정한 리듬을 가지고 규칙적으로 오므라들었다가 펴졌다가 하여, 이른바 박동(拍動)을 하고 있다.

심근의 안쪽은 심내막(心內膜), 바깥쪽은 심외막(心外膜)으로 싸여 있다.

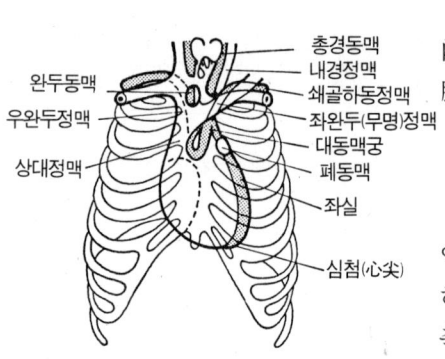

심장 및 대혈관의 위치

(3) 심장의 기능

심장은 신체의 각부에 혈액을 내보내는 펌프 구실을 하는 장기(臟器)다. 1회의 수축으로 내보내는 혈액의 양은 약 60~80ml이며 매분마다 5ℓ 정도의 혈액을 밀어내고 있다.

그리고 단련된 운동선수의 심장은 1분간 20ℓ나 되는 혈액을 내보낼 수 있다.

심장주기(心臟周期)

심장은 자동적으로 수축하고 이완하며 잠깐 쉬었다가 다시 수축하고 이완하는 일정한 리듬으로 박동을 반복하고 있다.

이 경우 좌우의 심방은 동시에, 좌우의 심실도 동시에, 그리고 방과 실은 서로 번갈아가며 수축하고 이완한다.

이와 같은 심장의 수축기와 이완기, 휴지기(休止期)를 합쳐서 심장의 주기라고 한다.

성인남자는 1분에 60~70주기의 운동을 하고 여자는 70~80주기의 운동을 한다. 소년의 주기수는 성인보다 많다.

심음(心音)

심장의 좌우 심실이 수축할 때마다 좌심실의 바깥 아래 끝이 왼쪽 유방의 안쪽 아래를 친다. 이것을 심첨박동(心尖拍動)이라고 한다. 이 부분의 흉곽(胸郭)에 귀나 청진기(聽診器)를 대면 박동할 때마다 2가지 소리가 들린다. 이것을 심음(心音)이라고 한다.

제1음은 주로 근(筋)이 수축하는 소리이며 낮고 길게 들린다. 제2음은 주로 판막(瓣膜)이 닫히는 소리로서 높고 짧게 들린다. 이와 같이 2가지 소리가 하나의 단위를 이루어 들리므로 이 단위를 세어 보면 심장박동의 주기수를 알 수 있다.

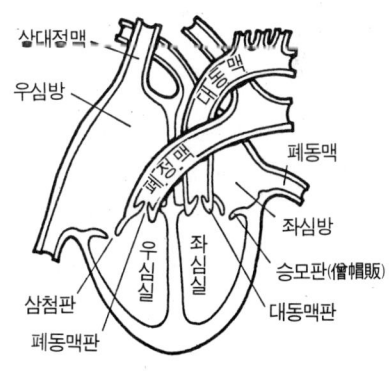

심장의 단면도

심장내압(心臟內壓)

심장 속에 있는 혈액의 양은 약 60㎖로서 심장의 수축에 의해 대동맥으로 밀어내진다. 심실이 수축하여 혈액을 대동맥으로 내보내면 탄성(彈性)이 많은 혈관벽은 부풀게 되는데 심실의 수축이 그치면 스스로의 탄력에 의해 혈관 속의 혈액을 말초(末梢)를 향해 밀어내서 예전 상태로 되돌아간다.

그리고 심실이 수축해서 혈액을 대동맥으로 내보내면 다시 혈관벽이 부푸는데 또 그 탄력으로 예전 상태로 되돌아간다.

이와 같은 혈관의 기복(起伏), 파동(波動)은 대동맥에만 있는 현상이 아니고 모든 동맥에서 볼 수 있다. 이것은 말할 것도 없이 심장의 수축기와 확장기 때문에 혈압이 변화하는 데서 생기는 기복(起伏)이며, 혈압의 축기압(縮期壓)과 장기압(張期壓)과의 압차(壓差)의 나타남이므로 이것을 맥압(脈壓)이라고 한다. 이 맥압을 외부에서 손가락을 대서 감지할 경우에는 맥박(脈搏)이라고 한다.

맥박은 대동맥으로부터 소동맥으로 파상(波狀)을 이루어 전해진다. 그래서 손목의 피부에 가까운 동맥(요골동맥 : 橈骨動脈)의 부분에 손가락을 대보면 맥박을 감지할 수 있다. 의사는 이 방법으로 환자의 심장이나 혈관벽의 상태를 판단한다.

(4) 혈액의 양

인간의 몸 속에 있는 혈액의 양(전혈량)은 그 사람의 체중의 약 12분의 1이라고 한다. 이를테면 체중 60kg인 사람의 전혈량(全血量)은 약 5ℓ이다.

그런데 이만한 혈액량으로는 온몸의 장기에 한번에 충분한 혈액을 골고루 가게 할 수는 없다. 그래서 운동할 경우에는 근(筋)에 많은 혈액을 보내고 두부(頭部)나 내장(內臟) 등에는 많이 보내지 못하게 조절한다.

또 음식물을 소화할 경우에는 내장마다, 특히 복부내장(腹部內臟)에 많은 혈액을 보내고 다른 부분으로 가는 혈액의 양을 적게 한다.

사고, 판단, 기억 등과 같이 뇌의 활동이 활발할 때는 뇌에 많은 혈액이 필요하므로 근으로 가는 혈액의 양을 적게 한다.

이와 같은 혈액의 배분(配分) 조절은 신경의 작용에 의해 이루어지고 어떤 장기에 많은 혈액을 보내야 할 때는 그 장기의 혈관을 확대시키고 다른 장기의 혈관을 축소시킨다.

(5) 순환의 신경 지배

심장은 자율신경에 의해 지배되고 있는 자율장기(自律臟器)다. 즉 다음과 같은 신경에 의해 지배된다.

부교감신경(副交感神經)

미주신경(迷走神經) 속에 포함되며 중추(中樞)로부터 심장으로 연결돼 있다. 이 신경은 심장에 대한 제지신경(制止神經)으로서 항상 일정한 억제를 심장에 주고 있다. 그 때문에 심장의 수축력을 떨어뜨려 혈압을 저하시킨다.

교감신경(交感神經)

척수(脊髓)로부터 나와서 심장으로 오고 있다. 이 신경은 심장의 수축력을 크게 하여 박동수를 증가시킨다. 또 심장의 흥분성(興奮性)을 높여 기외수축(期外收縮)의 원인이 되는 수도 있다. 혈관 신경의 지배를 받는다.

(6) 순환의 대상성(代償性)

심장은 대동맥의 혈압이 갑자기 높아지면 반사적으로 박동수를 줄여서 혈압을 낮추는 외에 폐동맥(肺動脈)으로부터 심방으로 되돌아오는 혈액이 갑자기 불어나면 박동수를 늘려서 항상성(恒常性)을 유지하도록 한다.

골격근(骨格筋)은 가해지는 힘이 늘어나면 그에 따라 수축력을 늘린다. 심장도 이와 같이 혈류저항(血流抵抗)을 높이든가 심장으로 되돌아오는 혈액량을 증가시키면 이에 따라서 강하게 작용한다.

이를테면 고혈압이나 대동맥판협착(大動脈瓣狹窄)이 있으면 왼쪽

심실은 먼저 확장하고 이어서 심근이 비대해져서 수축력을 늘려서 심박출량(心拍出量)을 유지하려 든다. 이와 같은 현상을 심장의 대상성(代償性)이라고 한다.

심근이 피로하여 심장의 대상작용이 미치지 못하게 되면 심장으로부터의 혈액박출량이 현저하게 감소하여 순환장애가 나타난다. 이와 같은 상태를 심부전(心不全)이라고 한다.

운동과 심장

운동을 하면 호흡이나 맥(脈)이 빨라진다. 그리고 일정 한도를 넘으면 가슴이 답답해지고 운동을 계속할 수 없게 된다.

이것은 운동하기 위해 근육을 써서 몸안의 산소 소비가 늘어나는데 이것을 보충할 혈액이 미처 생산되지 못하기 때문이다.

제때에 혈액보충이 이루어지지 않으면 신체 조직의 산소가 결핍되어 혈액 속에 탄산가스가 많아져서 유산(乳酸) 등이 고이게 된다.

그래서 가슴이 답답해지고 심장의 고동이 많아져서 내보내는 혈액의 양이 불어나게 되고 혈관이 확장하게 된다.

그러나 운동선수처럼 단련을 통해 심장을 강화할 수도 있다.

---

2. 혈관의 구조와 혈압

(1) 혈관의 구조

우리의 몸 곳곳에 혈액이 흐른다는 것은 누구나 다 알고 있다. 피부를 다치면 피가 나는데 이것은 혈관이 상해서 터지기 때문이다.

혈관은 말할 것도 없이 혈액이 통과하는 일종의 관이다.

심장이 혈액을 뿜어내는 펌프라고 한다면 혈관은 뿜어내진 혈액을 통하는 호스가 된다.

그러나 혈관은 단순한 관이 아니라 혈액의 순환에 고유의 기능을 발휘한다.

이 혈관은 동맥과 정맥으로 나뉘어져 있는데 동맥은 심장으로부터 밀려나온 혈액을 받아서 이것을 모세혈관(毛細血管)으로 보내고, 정맥은 신체 각부에서 혈액을 모아 거꾸로 심장으로 되돌리는 구실을 하고 있다.

동맥이나 정맥은 모두 심장에 가까울수록 굵고 멀수록 가늘게 되어 있다.

그것은 마치 수목의 줄기에서 가지가 갈라지고 거기서 또 작은 가지로 갈라지는 모양과 같다.

혈관의 맨끝은 모세혈관 또는 모세관(毛細管)이라고 불리우는 것인데 머리카락보다도 가는 관이 그물눈처럼 둘러쳐져 있다.

또 혈관은 동맥, 정맥 모두 내막(內膜), 중막(中膜), 외막(外膜)의 3층으로 되어 있는데 동맥의 벽은 정맥의 그것보다 훨씬 두텁게 되어 있다.

이것은 동맥에 있어서는 평활근(平滑筋)과 탄성섬유(彈性纖維)가 잘 발달되어 있는 중층이 두텁기 때문이며, 이 때문에 동맥에서는 내부로부터의 압력, 즉 혈압이 내려가도 편편해지지 않고 둥근 모양을 유지하고 있다.

이에 비해서 정맥은 내막과 중막이 엷어서 주위로부터 압박을 받으면 쉽게 편편해져서 혈액의 흐름에 고장이 생겨 심장으로 되돌아오기가 어렵게 되면 고장 부위로부터 뒤에 있는 정맥 속에 혈액이 고여서 울혈(鬱血)을 일으켜 혈관벽 일부가 굵어져 버리는 수가 있다.

이것을 정맥류(靜脈瘤)라고 한다.

다음에 모세혈관은 그 이름대로 털보다도 가는 혈관으로서 여기에는 평활근도 없고 얇은 내피(內皮)만이 덮여 있다.

(2) 혈압과 혈액순환

혈압이란 혈액이 혈관의 벽에 미치는 힘이라는 것은 앞에서 이미 말한 바 있다.
　이 경우의 혈관은 동맥을 가리킨다. 따라서 혈압이라고 하면 동맥의 내압(內壓)을 말한다.
　혈액은 심장의 좌심실을 나와 대동맥으로부터 총경동맥(總經動脈), 쇄골하동맥(鎖骨下動脈), 총장골동맥(總腸骨動脈), 신동맥(腎動脈), 간동맥(肝動脈) 등으로 갈라져서 흐르며 이어서 약간 가는 소동맥(小動脈)에서, 다시 세동맥(細動脈)을 거쳐서 모세관으로 보내진다. 여기서부터 정맥계(靜脈系)로 바뀌어 모세관으로부터 세정맥, 이어서 대정맥으로 흘러가서 우심방으로 쏟아진다.
　탄산가스를 많이 포함한 혈액은 우심방에서 우심실로 들어가 폐동맥으로 흘러가는데 이 폐장을 흐르는 동안에 산소를 포함한 혈액으로 바뀌어서 폐정맥을 거쳐서 좌심방으로 되돌아와 좌심방에서 좌심실로 신선한 혈액이 들어간다.
　이것이 다시 대동맥으로 밀려가서 온몸을 흐른다. 즉 순환(循環)이 이루어지는 것이다.
　위의 경우, 좌심실로부터 우심방까지의 혈액의 순환을 대순환(大循環) 또는 체순환(體循環)이라고 말하며 폐장을 흐르는 혈액의 순환을 소순환(小循環) 또는 폐순환이라 한다.

혈압의 작용
　이미 앞에서도 여러 번 언급했듯이 혈압은 혈액이 혈관(동맥)의 벽에 미치는 힘을 말하는 것인데 이 압력은 심장으로부터 동맥으로 혈액을 밀어내기 위해서 필요한 힘의 나타남이다. 이 압력이 심장의 수축작용에서 생긴다는 것도 이미 설명한 바 있다.
　혈액이 일정한 속도와 분량으로 혈관을 흐르기 위해서는 혈압을 필요로 한다. 그리고 혈액은 혈압이 높은 쪽에서 낮은 쪽으로 흐른다. 이것을 동맥의 각부에 대해 말하면 정상상태에서 좌심방을 나온 직후의 대동맥에 있어서의 혈압은 최고 140~150mmHg(수은주의 압력)이라고 측정되고 있다. 이것이 상완동맥(上腕動脈)에 있어서는 120mmHg 안팎이 되고, 요골동맥(橈骨動脈)에 있어서는 90~100mmHg 안팎이 되고 세동맥에 있어서는 70~80mmHg가 되고 모세관에서는 평균 20mmHg로 측정되고 있다.

혈류저항(血流抵抗)

일반적으로 굵은 동맥을 혈액이 흐를 때는 이에 대한 저항이 거의 없다. 그런데 가는 동맥으로 갈라져서 혈액이 흐를 때부터 저항이 생기기 시작한다. 위에서 말한 동맥 각부에 있어서의 혈압은 이를 말하는 것이다.

이와 같은 혈류저항을 말초혈관저항(末梢血管抵抗)이라고 한다. 말초에 이와 같은 저항이 있는 것은 몸의 각 장기에 필요한 혈량을 공급하기 위한 것으로 이 저항이 없어지면 어떤 장기에는 불필요하게 많은 혈액이 흐르고 또 어떤 장기에는 필요한 혈액이 흐르지 못하는 결과가 된다.

즉 세동맥에서 혈관저항을 조절하여 각 장기의 혈액순환을 원활하게 해가는 셈이다.

(3) 혈압의 동요

혈압은 끊임없이 동요하고 있다. 혈압의 정상, 이상에 의해 그 변동의 폭은 다르지만 혈압이 항상 일정한 일은 없다.

이 혈압의 동요가 어떤 때는 혈압이 높은 상태를 나타내고 또 어떤 때는 혈압이 낮은 상태를 일으킨다.

이와 같은 혈압의 동요, 불안정한 상태는 다음 5가지 요소로 생긴다.

심송혈량(心送血量)

심장으로 내보내지는 혈액의 양을 심송혈량이라고 한다. 심장의 수축력이 강하면 많은 혈액을 밀어낼 수 있어서 혈압은 높아진다. 수축력이 약하면 혈액을 밀어낼 힘도 작아져서 혈압도 낮아진다.

그러나 실제로 심장은 전력(全力)을 다하는 기관이므로 심장의 힘이 지나쳐서 혈압이 높아지는 일은 없다. 다만 심장의 힘이 약해져서 혈압이 낮아지는 상태가 생기는 것이다.

그리고 위에서 혈압이 높아진다고 하는 뜻은 고혈압환자의 경우와 같이 병적(病的)으로 혈압이 높은 것과는 다르다.

이를테면 단거리 경주와 같은 적절한 운동을 했을 경우에는 평소에 120mmHg 정도의 혈압이던 사람도 160∼180mmHg까지 오른다. 이것은 운동에 필요한 에너지를 보급하기 위해서 심장으로부터 많은 혈액이 내보내지게 되기 때문이다.

운동이 끝나고 어느 정도의 시간이 지나면 혈압은 자연히 예전 상태로 되돌아가지만 고혈압환자의 경우에는 자연히 정상상태로 되돌아가는 일은 없다.

혈액의 점조도(粘稠度)

혈액의 성분이나 성질에 대해서는 나중에 자세히 살펴보기로 하고 여기서는 혈액의 점조도(粘稠度)에 대해 알아보기로 한다. 점조도란 끈적거리는 정도를 말한다.

점조도가 강한 혈액은 혈압을 높게 하고 낮은 혈액은 혈압을 내린다.

혈관의 탄력성(彈力性)

동맥이 굳어져서 탄력성을 잃게 되면 혈압이 높아진다. 특히 세동맥의 경화가 생기면 혈관의 안지름이 좁아져서 혈액의 흐름이 나빠진다. 그래서 심장은 강한 힘을 내서 필요한 만큼 혈액을 내보내야 하므로 그에 따라서 혈압이 높아지는 것이다.

동맥계(動脈系) 내의 혈액량

우리들의 몸 속에 있는 혈액량은 그 사람의 혈중의 약 12분의 1이며 특별한 원인이 없는 한 항상 일정한 상태를 유지한다.

만약 어떤 원인으로, 이를테면 수혈(輸血) 같은 것으로 혈액량이 급격히 많아지면 일시적으로 혈압이 오른다. 반대로 큰 상처 등으로 많은 피를 흘렸을 때는 혈압이 낮아진다.

일반적인 고혈압이나 저혈압 등에 있어서는 혈액량의 변동은 거의 없다.

말초의 혈관저항

말초의 혈관저항에 대해서는 위에서도 말한 바 있지만 몸의 각 장기에 필요한 혈액을 공급하기 위해서 세동맥에서 혈류저항이 생긴다.

이 세동맥에서의 저항이 불어나면 혈압이 높아지고 저항이 줄면 혈압이 낮아진다.

이와 같은 세동맥에서의 저항의 증감은 동맥벽, 특히 중막(中膜)인 평활근의 긴장의 정도에 따른다고 한다. 즉 세동맥의 평활근의 긴장이 커지면 혈관의 안지름이 좁아져서 저항을 증가시키고 긴장이 떨어지면 저항도 줄게 된다.

그리고 이 세동맥의 긴장을 지배하고 있는 것은 혈관운동신경 및 체액성 조절(體液性調節 : 혈액이나 조직액에 들어 있는 화학물질)로 알려져 있다.

3. 혈액의 구성과 성질

(1) 혈액의 구성

혈액은 우리들의 몸 구석구석까지 순환하며 산소나 영양소를 보급하고 신진대사로 생겨난 탄산가스나 노폐물을 실어내고 또 질병과 싸워서 건강을 유지하기 위한 역할을 하고 있다.

이와 같은 역할을 하는 혈액은 체내에 있을 때는 결코 응고(凝固)하지 않는다. 그런데 혈관 밖으로 나오면 혈액은 유동성을 잃어 혈병(血餠)으로 변화한다.

이것은 혈액 성분의 하나인 선유소원(線維素原)이라 불리우는 액상물질(液狀物質)이 밖으로 나오면 선유소(線維素)라는 물에 녹지 않은 물질로 바뀌기 때문이다. 이 선유원소와 혈청(血淸)을 혈액의 액체성분 또는 혈장(血漿)이라고 한다.

또 나중에 말할 적혈구(赤血球), 백혈구(白血球), 혈소판(血小板)을 혈액의 유형성분(有形成分)이라고 한다. 즉 액체성분 속에 유형성분을 띠우고 있는 것이 우리들의 몸 속에 있는 혈액이다.

혈병과 혈청

혈관을 나온 혈액을 유리그릇에 넣고 관찰해보면 급속히 굳어져서 젤리 모양이 된다.

5분 내지 15분을 그대로 놔두면 투명한 액이 나와서 덩어리가 작아진다. 이 작아진 덩어리를 혈병이라 하고 스며나온 투명한 액을 혈청이라고 한다.

(2) 적혈구(赤血球)

적혈구는 앞에서 말했듯이 혈액의 유형성분의 하나로서 산소를 실어 나르는 구실을 하며 핵(核)이 없는 원판상(圓板狀)의 세포이며 하나하나 독립해서 존재한다.

통상 1㎣의 혈액 속에 약 500만 개의 적혈구가 존재한다.

이 적혈구는 주로 골수(骨髓)에서 만들어지며 노폐한 적혈구는 간장이나 비장(脾臟) 등에서 파괴된다.

혈액이 붉은 것은 그 속에 수많은 적혈구가 있기 때문이며 적혈구는 헤모글로빈(혈색소)이라 불리우는 색소단백질(色素蛋白質)을 포함하고 있으며 이 혈색소가 산소와 결합됨으로써 산소가 온몸에 운반되어 간다.

조혈장기(造血臟器)의 질환이나 출혈, 악성빈혈, 급성전염병의 경우에는 그 수가 줄어든다. 반대로 산소가 모자라는 높은 곳이나 조혈장기 질환 등이 원인이 되어 적혈구가 불어나는 수도 있다.

(3) 백혈구(白血球)

백혈구는 핵이 있는 무색의 유리세포(遊離細胞)로서 우리들의 몸을 세균 등의 침입으로부터 지켜주는 구실을 하고 있다.

그 크기는 적혈구보다 커서 1㎣의 혈액 속에 약 5천~8천 개가 들어 있다.
 이 백혈구는 아메바와 같이 항상 모양을 바꾸어 운동하고 또 모세관 밖으로 빠져 나와서 위족(僞足)을 뻗쳐서 세균을 붙잡아 먹어치운다. 이것을 백혈구의 손식작용(飡食作用)이라고 한다.
 이와 같은 작용을 하는 백혈구는 골수 및 임파절(淋巴節)에서 만들어진다. 현미경으로 확대해 보면 모양이나 구조가 다른 6가지 종류가 있는데 모두 백혈구라 불리운다.

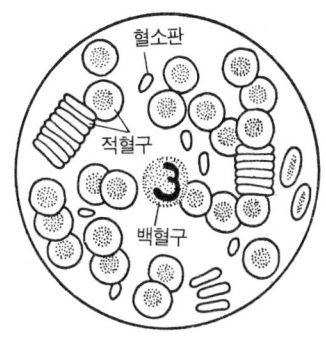
현미경으로 본 혈액

 신체의 어느 부분에 화농상태(化膿狀態)가 생기면 혈액 중 백혈구가 불어난다. 이런 점에서 충수염(虫垂炎 : 맹장염)의 의심이 가면 백혈구의 증가를 검사하여 진단하는 방법이 사용되고 있다.
 반대로 장티푸스나 백일기침 같은 병에서는 백혈구가 줄어든다.

(4) 혈소판(血小板)
 혈소판은 적혈구보다 작은 부정형(不定形)세포로서 1㎣의 혈액 속에 약 25만개가 들어 있다. 이 혈소판은 혈액이 혈관 밖으로 나오면 이것을 응고시키는 작용을 한다.

(5) 혈액의 성질
 혈액의 액체성분이기도 한 혈장(血漿)은 약간 누른색을 띤 수용액(水溶液)인데 혈청과 선유소원으로 되어 있다.
 혈청은 대부분이 수분이며 그 안에 크로이드 모양의 단백질과 약 8.5%의 염류(鹽類) 그 외에 지방, 포도당 등을 포함하고 있다. 또 요소(尿素) 같은 노폐물도 포함하고 있다.

(6) 혈액의 작용

혈액은 주로 다음과 같은 작용을 한다.

(i) 폐에서 산소를 골라 조직(組織)이나 세포로 실어간다.

(ii) 소화관으로부터 영양소를 받아서 이것을 온몸의 조직이나 세포에 공급한다.

(iii) 조직이나 세포의 노폐물을 받아서 그 가스는 폐에서, 그 외는 신장에서 배설한다.

(iv) 혈액 중의 백혈구는 세균을 손식(飡食)하고 혈청에 들어 있는 항체(抗體)는 세균감염을 예방하는 작용을 한다.

(v) 호르몬을 실어 나르는 여러 장기의 작용을 조절한다.

(vi) 응고작용-(凝固作用)에 의해 출혈을 막는다.

(vii) 임파(淋巴)와 함께 조직이나 세포의 생존에 적합한 환경을 만든다.

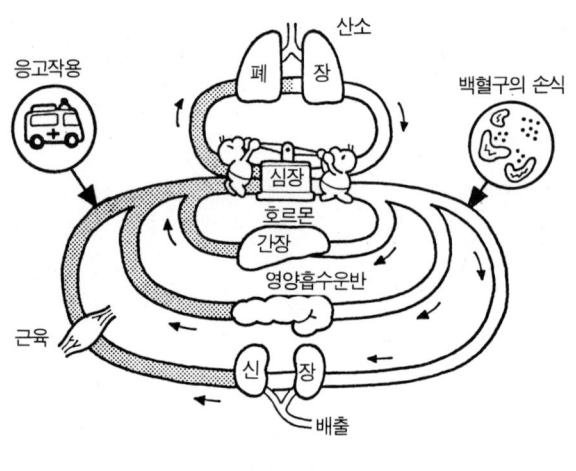

혈액의 작용

(7) 혈액의 항상성(恒常性)

혈액은 수소(水素)이온 농도, 효소(酵素), 탄수화물, 지방, 단백질, 염류(鹽類), 산소 등을 항상 일정한 양으로 유지하고 있어서 외부환경이 바뀌어도 혈액 자체는 변화하지 않는다.

이것을 혈액의 항상성(恒常性)이라고 하는데 이 항상성을 잃게 되면 몸에 여러 가지 장애가 생긴다.

제2장 혈압의 정상(正常)과 이상(異常)

1. 표준이 되는 혈압치(血壓値)

(1) 혈압의 정상치(正常値)

혈압이 높다든가 낮다든가 하는 것은 어떤 기준을 정해놓고 거기에 비추어 높고 낮은 것을 뜻한다.

혈압의 높고 낮음을 정하는 기준은 혈압의 정상치(正常値)라고 불리우는 혈압의 높이를 숫자로 나타낸 것이다.

그런데 이 혈압의 고저(高低)를 정하는 기준인 정상치라는 것은 사람마다 모두 다르다. 연령이나 성별에 따라서도 다르고 체질에 따라서도 다르다.

게다가 같은 사람이라도 아침과 낮, 휴식 때와 운동할 때 또는 정신의 긴장과 이완 등에 의해서도 혈압의 동요가 있고 동맥의 부위(部位)에 따라서도 차이가 있으므로 그 사람의 혈압의 정상치를 결정하기란 매우 어렵다.

그러므로 집단검진에서 혈압이 150mmHg나 160mmHg나 되어 고혈압인줄 알고 걱정하는 사람도 있는데 이것이 그대로 혈압의 이상으로 이어진다고는 말할 수 없다.
　사람에 따라 정상치가 다르고 또 혈압은 동요하기 쉽다는 걸 알고 있으면 굳이 그토록 당황할 필요는 없다.

(2) 연령더하기 90설(說)

　흔히 나이에 90을 더한 수치가 그 사람의 혈압의 정상치라고들 말한다. 이를테면 40세인 사람은 여기에 90을 더한 130이라는 수치가 그 사람의 혈압의 정상치가 되는 것이다.
　그러나 이 나이 더하기 90이라는 수치는 고혈압인 사람을 포함한 연령별 평균이지 정상 혈압인 사람의 평균은 아니다. 따라서 정상 혈압인 사람만의 연령별 평균은 이보다 낮을 것으로 보여진다.
　성인남자의 혈압의 평균은 110~120mmHg라는 표준이 있다. 최고 125mmHg, 최저를 70mmHg으로 하는 표준이다.
　이 표준에 따르면 성인남자의 평상 혈압이 110 이상, 60 이하일 경우에는 일단 이상으로 볼 수 있다.
　앞에서 말했듯이 혈압은 동요하기 쉽고 사람에 따라 개인차가 있다는 것을 알고 나서 표준을 참고한다면 좋을 것이다.

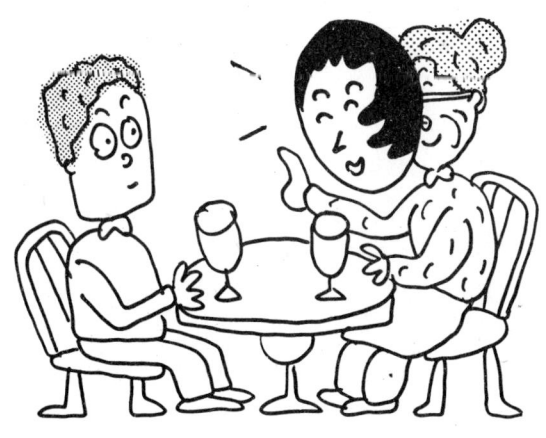

저의 혈압은 110(20+90)입니다.

(3) 혈압의 최고와 최저

혈압은 앞에서도 여러 번 언급했듯이 심장이 수축함으로써 혈액에 가해진 압력이다.

심장의 수축기에 좌심실에서 대동맥으로 혈액이 내보내진다. 그러면 대동맥은 크게 부풀어 보내져온 이 혈액을 받게 되는데 다음에는 좌심실과의 경계 대목에 있는 대동맥판(大動脈瓣)이 닫혀져서 혈액의 흐름이 멈춘다. 다음에는 대동맥 스스로의 탄력성에 의해 그전의 굵기로 되돌아가서 말초로 혈액을 밀어낸다.

이 시기에는 다음의 송혈(送血)을 위해서 확장된 좌심실에 혈액이 많이 저장되는데 이것을 심장의 확장기(擴張期)라고 한다.

이와 같이 혈액은 심장에 저장되었다가 내보내지는데 그에 따라 혈압도 끊임없이 오르내리고 있는 것이다. 즉 수축기에는 혈압이 높아지고 확장기에는 낮아진다. 이 수축기의 값(値)을 최고혈압, 확장기의 값을 최저혈압이라고 하며 최고와 최저의 압력차(壓力差)를 맥압(脈壓)이라고 한다.

(4) 혈압과 연령의 관계

인간의 혈압은 연령에 정비례하여 높아진다. 즉 유유아(乳幼兒)의 혈압은 성인의 혈압보다 낮고 20세까지는 나이에 비례하여 점점 높아간다.

그런데 20세부터 40세 무렵까지는 비교적 혈압이 오르는 폭이 작은데 이것을 그래프로 나타내면 평행곡선을 나타낸다. 그리고 40세 넘어서부터는 다시 상승곡선으로 바뀐다.

그리고 일반적으로 노인들의 혈압은 높다고 하는데 그 정도는 개인차가 심해서 80세 노인이라도 130mmHg인 사람도 있고 50세에서 벌써 160~170mmHg인 사람도 있다. 이에 대해 어떤 것이 정상이고 어떤 것이 이상인지는 쉽게 단정할 수 없다. 40세가 넘으면 혈압이 높아지는 것이 일반적인 예이며 상식인데 80세가 되어도 별로 혈압이 높아지지 않는 것은 어떤 의미로는 이상이라고 말할 수

성·연령차급별 최고·최저혈압 (평균치·표준편차)

혈압 mmHg / 연령	남				여			
	최고혈압평균치	표준편차	최저혈압평균치	표준편차	최고혈압평균치	표준편차	최저혈압평균치	표준편차
20~24	128	14	75	12	118	12	71	11
25~29	127	14	76	12	119	13	71	11
30~34	127	15	78	12	121	15	73	12
35~39	131	18	80	13	125	17	76	13
40~44	134	19	82	14	130	20	79	13
45~49	137	22	84	14	136	23	82	13
50~54	141	23	85	14	141	24	83	14
55~59	146	25	86	15	146	26	86	14
60~64	152	27	87	14	152	27	86	14
65~69	157	27	88	14	157	27	87	14
70세 이상	159	27	87	14	163	28	87	14

있다.

따라서 50세쯤에서 160~170mmHg도 이상이라 말할 수 있다. 그러나 혈압의 정상과 이상을 오직 수치만으로 판단한다는 것은 타당치 않다. 표준보다 높은 혈압의 사람이 아무런 탈없이 활동하고 장수하는 사람도 있다. 하지만 일반적으로는 노인이 되고부터 혈압이 높아지는 사람에 비해 별로 높아지지 않는 사람이 더 오래 산다는 것은 통계나 그밖의 경험적인 사례가 증명하고 있다.

2. 혈압의 조절(調節)

(1) 건강인의 혈압 조절

혈압은 동요하기 쉽다는 것은 앞에서도 여러 번 언급한 바 있다. 건강인의 혈압도 항상 일정불변한 것이 아니고 어떤 때는 대폭적으로 또 어떤 때는 소폭으로 변동한다.

이를테면 운동선수가 격렬한 운동을 한 직후에는 혈압이 두드러지게 높아진다. 또 수온(水溫)이 낮은 물 속에 뛰어들 경우에도 혈압은 급격히 올라간다.

수온 22℃의 풀에서 30분간 헤엄친 젊은이의 혈압은 평균 180mmHg였다는 보고도 있으며 극단적인 경우는 250mmHg 이상을 나타낸다고 한다.

그런데 이렇게 높이 올라간 혈압도 안정을 취하면 정상혈압자의 경우에는 비교적 단시간에 예전 혈압으로 돌아온다.

이와 비슷한 현상은 입시(入試) 같은 데서도 나타난다. 즉 정상혈압인 수험생이 입시장소에서는 160mmHg 이상의 혈압치를 나타낸 경우가 20%나 되었다는 보고가 있다.

이 사실들은 혈압이 운동이나 외계(外界)의 온도나 정신 긴장 등에 의해 상당히 크게 변동한다는 것을 증명하고 있다. 그리고 정상혈압인 사람은 안정을 취하면 단시간내에 정상혈압으로 되돌아간다는 걸 나타내고 있다.
 이것은 혈압이 어떤 때는 높고 또 어떤 때는 낮아지기 위한 조절이 행해지고 있다는 사실을 말한다.
 이와 같은 혈압의 조절은 우리들의 몸의 기능을 유지하기 위해 필요한 생리현상으로서 행해지는 것이다.

(2) 고혈압자의 조절
 우리들의 혈압을 조절하고 있는 것은 주로 세동맥인데 이 세동맥이 경화되면 혈압의 조절이 제대로 되지 않아서 혈압이 높아진다는 것은 잘 알려진 사실이다.
 물론 세동맥의 경화는 고혈압의 원인중 하나이기는 하지만 그 전부는 아니고 교감신경 및 부교감신경, 호르몬, 신장, 그밖의 여러 가지가 고혈압을 일으키는 원인으로 알려져 있다. 또 태어날 때부터 혈압이 높아지는 체질을 가진 사람도 있다.
 그 어떤 것이나 고혈압인 사람이 되었을 경우의 혈압의 조절기능은 정상혈압인 사람의 경우와 같이 안정을 취해도 단시간에 정상혈압으로 되돌아오지는 않는다. 안정을 취해도 어떤 일정한 선을 넘는 높은 혈압이 계속되고 있다는 점에서 고혈압인 사람과 정상혈압인 사람을 구분할 수 있다.

3. 혈압의 올바른 측정

(1) 어떤 상태에서 측정하는가?
 혈압을 재본 결과 표준보다 훨씬 높으면 고혈압일 것이라고 걱정한다거나 또 반대로 낮으면 저혈압이 아닌가 하여 걱정하는 사람이 있다.
 이 경우의 혈압의 높고 낮음은 표준에 비해 높고 낮음을 뜻하는 것인데 그 일반적인 표준이란 것은 어느 특정 개인의 어떤 때의 혈압치와는 거의 관계가 없다. 따라서 일반적인 표준보다 높다든가 또는 낮다고 해도 그것이 곧 그 사람을 고혈압자, 저혈압자라고 단정할 근거는 되지 못한다.

혈압을 측정할 때는 수은혈압계(水銀血壓計)를 사용한다. 또 스프링을 이용하기도 하는데 그 경우에도 수은혈압계로 보정(補正)을 해야 한다.

이를테면 혈압이 150mmHg이라고 하면 수은혈압계의 수은주가 150mm의 눈금을 나타내는 것을 뜻한다.

그러나 인간의 혈압은 여러 가지 조건으로 끊임없이 변동하므로 수은혈압계로 잴 때 항상 일정한 눈금을 가리킨다고는 말할 수 없다. 아침과 낮, 운동할 때와 쉴 때, 기온이나 그밖의 정신적인 동요 등 여러 가지 조건에 따라 혈압치도 달라진다.

따라서 어떠한 상태에서 측정한 혈압치인가가 중요하다. 단순히 높다든가 낮다든다 하는 것만으로는 별 뜻이 없다.

(2) 혈압의 측정법

앞에서도 말했듯이 혈압은 어느 시기에 한번만 측정해서는 별 뜻이 없다. 그것이 어떤 상태에서 측정되었는가를 확실히 해두어야만 한다.

요즘 관심을 끌고 있는 인간 독(dock)이라 불리우는 건강진단시스템에서는 며칠에 걸쳐 혈압을 재고 기초혈압이 얼마이며 수시혈압(隨時血壓)이 얼마인가라는 몇 가지 혈압치를 얻은 다음에 그 사람의 혈압상태, 나아가서는 건강의 정도를 아는 방법을 취하고 있다.

혈압을 잴 때는 물론 바르게 재야 한다. 재는 부위에 따라서도 다른 값(値)이 나온다.

즉 대동맥에서는 혈압이 높고 모세혈관에서의 혈압은 거의 제로 상태가 되므로 몸의 어느 부분의 혈압을 재서 혈압치를 얻을 것인가를 정하지 않으면 안된다.

인간의 혈압은 상완동맥(上腕動脈 : 윗팔에 있는 동맥)에서의 혈압을 측정하여 그 값을 얻는 방법이 취해지고 있다. 즉 상완부(上腕部)에 맨쉐트라는 고무주머니를 감고 이것과 혈압계에 접속한 고무펌프를 누르면 공기가 맨쉐트 속으로 들어가서 상완부를 압박한다. 맨쉐트의 공기량이 증가함에 따라

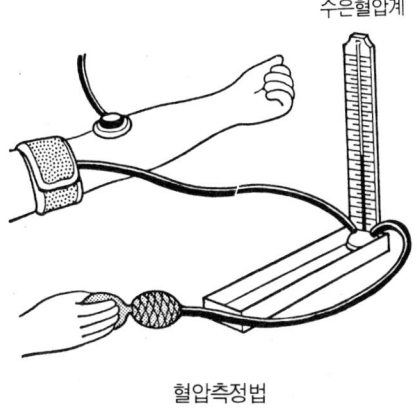

수은혈압계

혈압측정법

혈압계의 수은주도 상승하여 윗팔에 가해진 압력이 눈금을 통해 나타난다.

　이 경우, 맨쉐트의 너비는 12~13cm, 길이는 22~23cm인 것을 사용한다. 이 맨쉐트를 윗팔에 감은 동맥을 압박하여 혈류를 멈추게 하므로 너비가 넓고 길이가 길수록 압박효과는 커진다. 따라서 같은 혈압이라도 낮은 값을 나타내게 된다.

　또 팔이 굵은 사람과 가는 사람은 맨쉐트에 의한 압박효과가 다르다. 그래서 팔 굵기가 40cm 안팎인 사람은 측정한 혈압치에서 15mmHg를 빼고, 팔 굵기가 20cm 정도인 사람은 10mmHg을 더해서 그 사람의 혈압치를 얻게 된다.

　최고혈압을 알려면 압력을 올려서 맥이 멈춘 다음, 펌프 옆에 있는 나사를 풀어 공기를 조금씩 배출시켜서 맥이 뛰기 시작할 때의 혈압을 본다.

　청진기를 팔꿈치 안쪽의 맥박이 뛰는 부분에 밀착시켜서 듣게 되면 식식하는 소리가 들리기 시작한다. 그리고 공기를 빼가면 식식하는 소리가 들리지 않게 된다. 이때가 최저혈압이 된다.

　그리고 팔의 좌우 혈압은 크게 다르다. 왼손잡이는 보통사람보다 오른팔 혈압이 약간 낮다.

그러나 같은 사람이라도 최고혈압이 항상 같은 것은 아니다. 20mmHg 정도는 항상 차이가 있다. 이것은 그 당시의 컨디션에 따르기 때문이다.

(3) 최저혈압치의 중요성

혈압이 높다 하여 걱정하는 사람이 많은데 오히려 최저혈압이 얼마인가를 더 문제삼아야 한다.

최고혈압은 측정법에 따라, 또 그때 심신의 컨디션에 따라 크게 달라지지만 최저혈압은 변동의 폭이 좁고 대체적으로 일정하다.

게다가 이 최저혈압의 값이 표준보다 두드러지게 높은 사람은 세동맥경화가 두드러져서 악성고혈압을 일으키기 쉬우므로 혈압을 재보고 최저혈압이 높을 때는 경계가 필요하다.

조혈장기(造血臟器)

적혈구와 백혈구의 일부는 골수(骨髓 : 적색골수)에서 만들어진다. 혈소판도 골수에서 만들어진다. 또 백혈구 일부는 임파선이나 비장(脾臟)에서도 만들어지고 있다.

이와 같이 혈액을 만드는 장기는 하나만이 아니다.

한꺼번에 많은 출혈이 있어서 감소한 적혈구는 골수의 활동으로 보충된다. 백혈구도 마찬가지다.

적혈구나 백혈구 모두 그 수명은 길지 않다. 적혈구는 50~80일 정도에서, 백혈구는 15~30일 정도면 파괴되어 버린다. 이 파괴는 순환 혈내에서도 볼 수 있는데 주로 골수, 간장, 비장 등에서 파괴된다. 또 백혈구는 임파조직에서도 파괴된다.

제 2 부
고혈압의 유인(誘因)과 증상

제1장 고혈압의 증상과 검사

1. 자각증상(自覺症狀)

(1) 자각하지 못하는 수도 많다

고혈압은 심장이나 동맥 속을 흐르는 혈액의 압력이 높아진 상태이므로 당연히 여러 가지 증상을 수반하게 된다.

그런데 현실적으로는 고혈압자인데 특별히 자신은 아무런 증상도 느끼지 않는 사람이 많다. 증상을 느끼는 사람보다 느끼지 않는 사람이 더 많다.

그러나 고혈압자 중에는 분명히 증상을 느끼는 사람도 있다. 혈압이 안정되어 있을 때는 없던 증상이 혈압이 높아지면 생기므로 스스로 혈압이 올라 있다는 걸 느끼게 된다. 고혈압자의 자각증상은 대개 다음과 같다.

(ⅰ) 머리가 무겁고 두통이 난다.
(ⅱ) 어깨나 목덜미가 뻣뻣해지고 아프다.
(ⅲ) 귀울림이 생긴다.
(ⅳ) 현기증이 난다.

이밖에도 가슴이 막히듯이 답답해진다든가 맥박이 빨라지는 등 여러 가지 증상을 호소하는 사람도 있다. 그러면 이러한 증상들의 몇 가지에 대하여 좀더 자세히 살펴보기로 한다.

(2) 두중(頭重)과 두통

고혈압자 중에는 머리가 무겁다든가 머리가 아프다는 호소를 하는 사람이 비교적 많다. 머리가 무거운 것과 아픈 것은 정도의 차이일 뿐 같은 것이다.

혈압이 높아서 두통이 나면 뇌출혈(腦出血)의 위험이 있는 것으로 걱정하는 사람도 있으나 꼭 그렇지만은 않다.

두통은 대부분 혈압 때문만이 아니라 그 외의 원인으로 생기는 수가 많다.

이를테면 감기에 걸리면 대개 두통이 생긴다. 또 수면부족이라든가 과음, 탄산가스의 과잉 흡입 때도 두통이 생긴다. 이밖에 축농증(蓄膿症) 같은 코 질환이나 눈·귀의 신경통을 일으켰을 때도 두통을 수반한다.

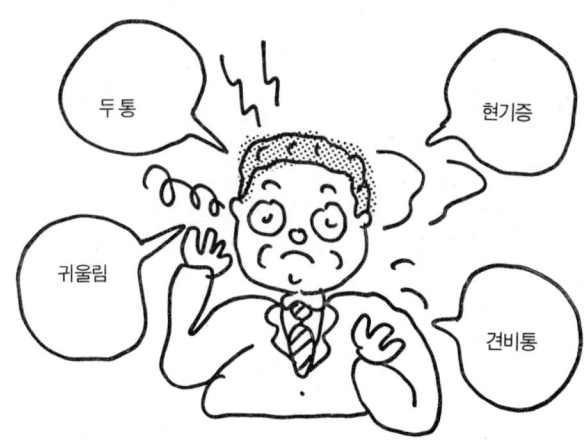

고혈압의 주요증상

이와 같이 두통은 고혈압이나 뇌출혈과는 깊은 관계가 없다는 걸 우리는 일상적인 경험에서 잘 알고 있다.

그렇다면 두통이나 두중이 고혈압과 전혀 관계가 없느냐 하면 그렇지는 않다. 혈압이 높아지면 머리로 가는 혈관이 매우 팽팽해져서 머리가 아프게 된다. 특히 뇌의 바깥쪽 뇌막(腦膜)의 혈관에 통증이 생기면 두통이 심해진다.

또 머리 근육이 긴장하기 때문에 머리가 아픈 수도 있다. 어깨에서 목덜미에 걸친 근육이 뻣뻣해져서 그것이 뒷머리에 파급되어 두통이 된다.

고혈압이 원인으로 생기는 두통은 뇌혈관 긴장도의 변화에 의해 생기며 또는 뇌가 부어서 뇌속의 압력이 높아져서 두통을 일으킨다고도 한다. 이때는 주로 뒷머리가 아프다.

이 통증이 심해지면 구역질을 하거나 실제로 토하기도 한다. 만약 고혈압인 사람이 이런 증상을 나타내면 빨리 의사의 진찰을 받아야 한다.

(3) 견비통(肩臂痛)

고혈압자로서 견비통을 호소하는 사람이 있는데 이것은 고혈압과는 관계없이 생기는 예가 많다.

일반적으로는 숭년을 지난 사람에게 많은 견비통은 젊은 사람에게도 익숙하지 못한 일에 같은 자세로 인해 있을 때 나타난다.

또 치아, 목, 눈, 코, 뇌, 목 등에 질환이 있으면 견비통의 원인이 되는 수도 있다. 그리고 취침이나 근육의 이완이 충분치 않아서 견비통이 생기는 수도 있다.

어깨 근육의 혈액순환이 나쁘다든가 류머티즈성 염증이 있거나 건(腱)에 염증이 있을 때도 견비통이 생긴다.

(4) 귀울림[耳鳴症]

고혈압이 귀울림의 원인이 되는 수도 있는데 귀울림의 원인이 꼭

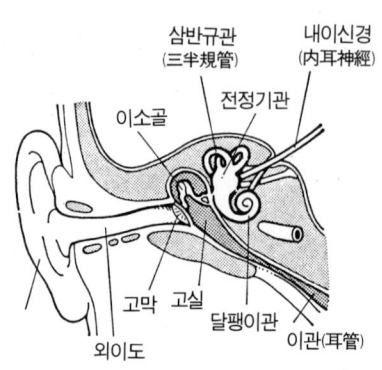

삼반규관(三半規管)

고혈압만은 아니다. 또 빈혈이나 갱년기장애 같은 증상의 하나로 귀울림이 생기는 수도 있다.

(5) 현기증

고혈압자가 현기증을 호소하는 수가 많다. 그러나 현기증의 원인은 고혈압 외에도 여러 가지가 있다. 이를테면 삼반규관(三半規管)의 질환 등의 원인으로 현기증을 일으키는 수도 있다.

삼반규관은 내이(內耳)에 있으며 몸의 평형감각을 관장한다. 이 부분에 혈액의 순환장애가 있거나 부종(浮腫)이나 염증(炎症)이 생기면 현기증을 느낀다.

또 삼반규관이나 여기 와있는 신경에 질환이 생기면 평형감각을 잃게 되어 스스로 서 있을 수 없게 된다. 동시에 구역질이나 난청(難聽) 같은 증상을 일으키는 수도 있다.

고혈압이 원인으로 생기는 현기증은 그저 어지러울 뿐, 평형감각을 잃고 넘어질 정도는 아니다.

그러나 평소부터 혈압이 높아서 언제 뇌졸중(腦卒中 : 중풍)으로 넘어질지 모른다고 생각하는 사람은 현기증이 생기면 그것이 곧 뇌졸중으로 이어진다는 위기의식이 강해져서 실제 이상으로 심한 어지러움을 느끼게 된다.

(6) 수족마비(手足痲痺)

손끝이나 발끝이 마비되는 고혈압자가 많다. 아침에 눈을 떴을 때 손끝이 마비되어 있다든가, 어쩌다가 손발끝에 마비가 생기면 자신의 고혈압에 대한 불안감이 더해지는 수가 많다. 그러나 이러한 증상은 고혈압 때문은 아니다. 이것은 일시적인 현상에 불과하다.

고혈압에 의한 마비는 손이나 발끝의 마비만이 아니다. 고혈압과 밀접하게 관계되어 생기는 뇌졸중 마비는 몸 한쪽의 전반적인 운동마비로서 가벼운 지각마비(知覺痲痺)도 동시에 나타난다. 그것도 일시적인 것이 아니다.

반신불수(半身不隨) 상태가 계속된다. 이것은 치료에 의해 어느 정도까지는 회복이 가능하나 완전회복은 기대할 수 없다.

2. 타각증상(他覺症狀)

(1) 세동맥경화(細動脈硬化)

고혈압은 동맥경화를 일으키기 쉬운데 먼저 동맥경화가 생겨서 고혈압이 되는 수도 있다.

이와 같이 고혈압과 동맥경화는 별개의 증상이지만 서로가 원인이 되고 결과가 되는 수가 많은 밀접한 관계에 있다.

일반적으로 동맥경화라 불리우는 것은 대동맥 및 비교적 굵은 동맥에 나타나는 죽 모양의 경화를 말하지만 이밖에 세동맥의 경화가 있다.

죽 모양 경화란 아테롬변성(變性), 피브리노이드변성, 석회침착(石灰沈着)의 3가지로 일어나는 동맥의 병변을 말한다.

즉 동맥경화를 그 초기부터 말기까지 살펴보면 최초에는 동맥내막(動脈內膜)에 지단백(脂蛋白)이 침착하여 선상(線狀)인, 약간 튀어나온 부분이 생긴다. 지단백이란 혈청 속에 있는 단백과 지방의 결합체다.

이와 같은 부분이 증가하여 아테롬이라는 노리끼리한, 다른 부분보다는 좀 튀어나온 판상(板狀: 판대기 모양)의 종기가 생긴다.

이 아테롬은 동맥내막 밑, 내탄성판(內彈性板) 위에 생기는데 이것이 생기면 탄력선유(彈力線維)가 파괴되어 병변이 동맥의 내막으로 진행하여 중막(中膜)의 평활근선유(平滑筋線維)에 피브리노이드 변성이라 불리우는 비후(肥厚)와 변성이 생기게 된다.

아테롬변성이 더욱 진행되면 혈관벽에 궤양을 만들고, 이 궤양 주위에 석회(石灰)가 침착한다.

이와 같은 병변이 관동맥(冠動脈)이나 뇌동맥(腦動脈)에 생긴다면 그 내강(內腔)을 좁게 하여 혈액의 흐름을 나쁘게 하는데 이것이 더욱 진행되면 결국 내강을 막아버림으로써 혈액이 흐르지 못하게 된다. 따라서 혈행이 그치게 된 부분의 조직은 사멸해 버려서 이것이 심장에 생기면 심근경색(心筋梗塞)을, 뇌에 생기면 뇌연화(腦軟化)를 일으킨다.

세동맥경화는 동맥의 중막내(中膜內) 선유성괴사(線維性壞死)가 주이며 출혈이나 혈전(血栓)도 나타난다. 원인은 주로 고혈압에 의한 것으로 신장, 비장, 췌장, 간장, 뇌의 세동맥에 경화가 생기기 쉽다고 한다.

(2) 안저(眼底)동맥의 변화

고혈압의 병체를 알려면 안저(眼底)의 변화를 알아야 한다. 고혈압 검사에서 안저 검사는 필수적이다. 안저의 변화는 그 정도에 따라 제1군부터 제4군까지 나눌 수 있다.

제1군

망막세동맥(網膜細動脈)이 보통보다 조금 너비가 좁을 뿐이며 동맥경화가 거의 없든가 있어도 가벼운 정도이다. 안정하면 혈압은 정상으로 내려가고 소변에도 거의 변화가 없다. 경증의 고혈압증이다.

제2군

동맥경화는 중정도에서 고도의 것까지 그 범위가 상당히 넓으며 중정도의 고혈압을 말한다.

안정에 의해 혈압이 내리는 것과 내리지 않는 것이 있다. 소변도 변화가 없는 것과 단백이나 소량의 적혈구가 섞여 있는 것이 있다.

제3군

세동맥경화 외의 출혈이나 출혈이 흡수된 뒤에 백반(白斑)이 나타나는 정도를 말한다. 혈압이 높고 안정을 취해도, 그리고 강압제를 먹어도 혈압이 별로 내리지 않는다.

소변에는 단백 외에도 소수의 적혈구가 섞이는 예가 많으며 이것을 중증고혈압이라고 말한다.

제4군

제3군의 변화 외에 안저의 유두(乳頭)에 부종이 나타나는 것도 있다. 이와 같은 안저의 상태를 단백뇨성망막증(蛋白尿性網膜症)이라고 한다. 악성고혈압으로 간주된다.

(3) 관상동맥(冠狀動脈)의 경화

관상동맥이란 심장에 혈액을 공급하고 있는 동맥이다.

심장은 그 수축으로 혈액을 내보내는 활동을 하고 있는데 심장이 이런 활동을 계속하려면 심장 그 자체도 또 혈액을 필요로 한다. 필요한 혈액을 심장(주로 그 근육부분인 심근)에 공급하고 있는 것이 관상동맥이다.

이 관상동맥에 경화가 생기면 혈액의 흐름이 나빠져서 심근은 그 활동에 필요한 만큼의 혈액을 받지 못하게 된다.

한편 고혈압이 있으면 당연히 심장의 부담이 커지고 좌심실(左心室)이 비대해진다.

심비대(心肥大)에 의해 큰 부담을 견디고 있을 동안에는 괜찮지만 고혈압이 진행하면 이에 따라 비대도 진행되어 마침내 극한에 이르러 부담을 견디지 못하게 된다. 이것이 심부전(心不全)이라는 상태다.

이상과 같은 경과를 거치는 동안, 어느 때 갑자기 혈액이 부족하게 되어 심근이 부분적으로 산소부족이 되면 특유의 통증이 생긴다. 이것이 협심증(狹心症)이다.

또 극단적인 경우에는 동맥의 일부분이 완전히 막혀서 혈류(血流)가 그치고 심근이 사멸해 버린다. 이것이 심근경색(心筋梗塞)이다.

(4) 신장(腎臟)의 병변

고혈압이나 동맥경화의 영향이 신장에 나타나는 것은 말기(末期)에 많다. 오랜 경과 동안에 신장의 경화가 진행되어 신장의 조직이 파괴되어 간다.

신장이 그 기능을 충분히 하지 못하면 노폐물이 혈액 속에 쌓여 요독증(尿毒症)을 일으킨다.

그러나 요독증을 일으키기 전에 전요독증상태(前尿毒症狀態)라고 불리우는 시기가 있다. 이 시기에 적절한 치료를 하지 않으면 엉뚱한 결과를 가져오게 된다.

즉 신장의 기능이 나빠지면 목이 매우 마르고 물을 많이 마시게 된다. 이것은 신장에서 짙은 소변을 만들 능력이 없어지기 때문이다.

또 머리가 흐려져서 낮에도 꾸벅꾸벅 졸게 된다. 그리고 식욕부진, 두통, 구역질이 생긴다. 이와 같은 경과를 거쳐 요독증에 빠져 사망하게 된다.

3. 고혈압에 필요한 검사

(1) 심장검사

고혈압증이 의심될 경우, 그 증상을 확인하고 치료방법을 정하기 위해서는 전문의에게 검사를 받는 것이 중요하다.

고혈압증 검사 중에 심장 검사가 있다. 이것은 고혈압과 심장이 밀접한 관계에 있기 때문에 당연히 겪어야만 할 검사다.

심장의 활동을 알기 위해서는 보통 심전도(心電圖) 검사가 행해진다. 심장이 활동할 때에 발전현상(發展現象)이 생겨 밀리볼트 단위의 약한 전류가 몸 속을 흐른다.

심근활동의 변화에 따라 인체 내의 전류분포(電流分布)도 시시각각 변화한다. 이 전위차(電位差)의 시간적 변동을 체표면(體表面)의 2점에서 확대하여 기록한 것이 심전도다.

심장이 규칙적으로 활동하고 있는 것은 정맥동(靜脈洞)에서 심근을 수축시키는 자극이 규칙적으로 발생하여 자극전도로(刺戟傳導路)를 따라서 심실근(心室筋)에 전달되어 심실이 수축하기 때문이다.

만약 자극이나 그 전달이 불규칙할 때는 심장의 활동이 불규칙해져서 맥박도 부정(不整)이 된다. 이 경우 심전도는 자극이 전달하는 계로(系路) 어딘가에 고장이 있는가를 알려준다.

또 심근경색이 있을 경우에도 심전도는 정상적인 심장의 그것과는 다른 기록을 나타내므로 장애의 부위나 범위와 함께 심근경색을 알 수 있다.

이러한 증상들의 경과를 따라 심전도 검사를 거듭해가면 이에 대한 치료방법도 스스로 정해진다.

(2) 안저검사(眼底檢査)

고혈압과 안저의 세동맥 변화와의 관계에 대해서는 앞에서 이미 말한 바 있다. 즉 안서의 세동맥경화의 정도에 따라서 고혈압의 병상(病狀) 정도를 알 수 있다.

그래서 고혈압증이 의심될 경우에는 심전도 검사와 더불어 이 안저 검사도 하는 것이 상식으로 되어 있다.

안구(眼球)는 뇌와 밀접하게 이어져 있어서 제2의 뇌신경인 굵은 시신경(視神經)이 차있을 뿐만 아니라 뇌동맥에서 갈라져 나온 세동맥도 안저에 분포해 있다. 따라서 안저의 세동맥경화 상황은 뇌속의 상황과 별 차이가 없다. 안저 검사는 검안경(檢眼鏡)을 사용하여 안구를 직접 들여다보는 방법과 안저카메라를 써서 촬영하는 방법이 있다.

위의 검사 결과 안저의 혈관에 특별한 변화가 없다는 것을 알면, 비록 혈압이 높다 해도 걱정할 것은 없다. 적어도 뇌졸중의 위험은 없는 것이다.

이와는 반대로 안저의 세동맥경화가 상당히 진행되어 있음이 확인되었을 경우에는 혈압이 그다지 높지 않은 사람이라도 뇌졸중의 위험이 있다고 볼 수 있다.

(3) 신장검사

고혈압중에 본태성(本態性)고혈압은 직접적으로 신장과는 관계가 없는 걸로 되어 있다.

그러나 본태성고혈압도 그것이 진행하면 신장의 활동이 나빠진다. 악성고혈압에서는 특히 신장이 심하게 상하게 된다. 또 신장염(腎臟炎)일 때는 혈압이 높아지고 질병이 개선되면 혈압이 내린다.

이상과 같이 고혈압과 신장은 떼어놓을 수 없는 관계에 있으므로 고혈압증에서는 꼭 신장검사를 해야 한다.

그런데 신장의 활동을 조사하는 간단한 방법은 소변의 비중(比重)을 알아보는 일이다. 신장이 건전하면 비중은 1,002~1,022 이상의 폭이 있고 비중이 낮은, 즉 묽은 소변을 낼 수도 있고 또 짙은 소변을 만들 수도 있다.

하지만 동맥경화가 진행되면 짙은 소변을 만들 수 없게 된다.

그리고 다음에는 소변 속의 단백을 조사하는 방법이 있다. 이것은 리트머스 시험지를 소변에 묻혀서 양성(陽性)이면 다시 그 침사(沈砂:침전물)를 현미경으로 조사하는 것이다. 또한 페놀 즈르포프타레인 색소액(色素液)을 정맥내에 주사하여 소변 속에 배설되는 색소의 양을 조사함으로써 신장의 활동상태를 아는 P.S.P시험도 행해진다.

또 일반적으로는 당뇨검사도 동시에 행해지는데 이때 사용되는 시험지도 시판되고 있다.

(4) 콜레스테롤 측정

동맥경화 현상의 하나에 아테롬변성(變性)이라는 죽 모양의 경화가 있는데 이것이 혈관의 내벽(內壁)에 판상융기(板狀隆起)를 형성하는 것은 이미 말한 바 있다.

이와 같은 아테롬변성이 생기는 것은 혈청 속에 콜레스테롤이라는 물질이 많이 포함되어 있기 때문이다.

그리고 이 콜레스테롤은 동물성지방에 들어 있는데 지방식(脂肪食)을 많이 하는 사람은 콜레스테롤을 많이 섭취하게 되므로 동맥경화를 유발하는 경향이 있다.

이를테면 토끼에게 고(高)콜레스테롤식을 먹여서 실험적으로 동맥경화를 일으키게 할 수 있다. 또 개에게 고(高)콜레스테롤식과 함께 메틸치오우라신이라는 물질을 투여하면 역시 동맥경화가 생기고 닭에서도 같은 결과를 얻을 수 있다.

이와 같이 혈액 속의 콜레스테롤 함량이 높아지면 동맥경화가 생기기 쉽다는 것이 실험적으로 증명되어 있다.

또 구미인들은 육류를 주식으로 하며 버터 같은 동물성지방을 많이 섭취하므로 혈액 속의 콜레스테롤이 많고 동양인들은 탄수화물을 주식으로 하여 동물성지방의 섭취량이 구미인보다 훨씬 적기 때문에 혈청(血淸)콜레스테롤의 농도가 낮아 동맥경화에 대한 질환 발생이 적었다.

그런데 근년에는 동양인들의 식생활도 구미인들과 비슷해져서 혈청콜레스테롤의 농도도 높아지고 있으며 심근경색 발생율도 많아졌다.

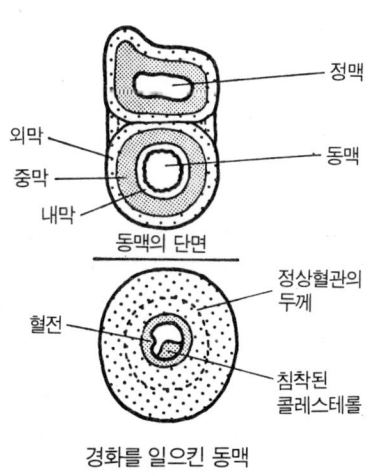

이와 같이 콜레스테롤과 동맥경화는 서로 깊은 관계에 있다는 것이 밝혀져 있다. 그리고 혈청콜레스테롤보다도 혈청 속의 저비중(低比重) 리포단백의 양이 동맥경화 발생에 매우 긴밀한 관계가 있다는 설도 있다.
　콜레스테롤 측정은 기술적으로 어려운데 큰 병원에서는 어디서나 할 수 있으므로 혈압이 높고 비만한 사람은 이 검사를 받아두는 것이 좋다.

제2장 고혈압의 유인(誘因)과 종류

1. 본태성(本態性)고혈압

(1) 체질의 유전

고혈압은 멘델 법칙에서 말하는 우성유전(優性遺傳)을 한다는 것이 거의 확실해지고 있다.

다만 인간의 유전은 다른 생물처럼 단순하지 않고 매우 복잡한 인지를 포함하고 있다.

즉 부모가 모두 고혈압자인 경우는 그 자식의 약 반수가 고혈압이 되고 한쪽만이 고혈압자인 경우에는 그 자식의 약 4분의1이 고혈압이 된다는 것이 통계적으로 나타나 있다.

한편 부모가 모두 정상 혈압자일 경우에는 외국의 통계에 의하면 불과 30%만이 고혈압자가 된다는 결과가 보고되고 있다.

이에 대해 한국의 경우에는 지역차는 있을지언정 12~20%라는 상당히 높은 비율을 나타내고 있다.

이상의 통계로도 고혈압이 체질의 유전에 의해 생기는 예가 많다는 것은 부정할 수 없다.

원래 혈압은 나이가 듦에 따라 높아지는 것인데 고혈압의 체질유전을 받은 사람은 이것이 비교적 빨리 생기고 유전인자(遺傳因子)가 강할수록 젊었을 때부터 혈압이 높아지고 유전인자가 없는 사람은 늙어서부터 혈압이 높아진다.

물론 유전인자가 없는 사람이라도 달리 고혈압을 유발하는 원인이 있으면 체질의 유전과는 관계없이 젊었을 때부터 고혈압이 된다.

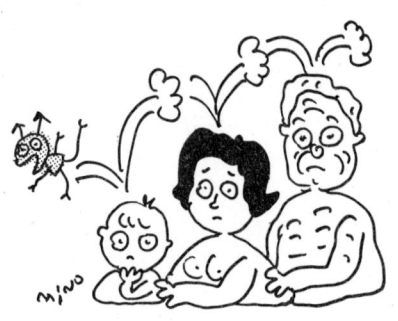

고혈압 체질은 유전하기 쉽다

이와 같이 체질의 유전을 받아서 일찍부터 혈압이 높아지는 타입의 고혈압을 본태성(本態性)고혈압이라고 한다.

체질의 특징

고혈압자가 체질의 유전과 어느 정도의 관계가 있다는 것은 앞에 말한 통계로도 유추할 수 있다.

고혈압의 체질이란 어떤 체질인가 하면 일반적으로는 얼굴이 넓고 목이 짧으며 얼굴이 붉은 이른바 비만체질인 사람이다.

그러나 위와 같은 체질이 고혈압의 유전과 같은 것은 아니다. 따라서 비만형인 사람이라도 혈압이 낮은 사람이 많으며 야윈 사람이라도 혈압이 높은 사람이 많다.

그리고 남성에 있어서도 비만체질에 고혈압자가 많은 건 사실이지만 여성의 경우는 남성만큼 비만과 고혈압은 관계가 없다.

(2) 본태성고혈압은 질병인가?

본태성고혈압이 질병인가 아닌가에 대해서는 전문가들 사이에도 의견이 분분하다. 본태성고혈압, 즉 고혈압 체질을 유전에 의해 이

어받아 젊었을 때부터 혈압이 높은 사람도 혈압이 높은 것 외에는 별다른 질환이 없고 일상생활에 아무런 지장이 없는 예가 많으므로 이것을 질병이라고 단정하기는 어렵다.

그러나 본태성고혈압은 처음에는 아무런 지장이 생기지 않는다 해도 언젠가는 고혈압 특유의 증상을 나타내게 되므로 역시 병으로 보고 그 합병증 예방을 목적으로 혈압을 조정할 필요가 있다는 생각이 바람직하다 하겠다.

2. 2차성(二次性)고혈압

(1) 신성고혈압(腎性高血壓)

선천적인 소질에서 혈압이 높아지는 본태성고혈압을 빼고는 일반적으로 고혈압의 원인이 되는 것 가운데 신장병(腎臟病)에서 고혈압이 되는 경우가 가장 많다.

신장병 중에서는 신염(腎炎)이 가장 주의를 요하는데 여기에는 급성과 만성이 있으며 모두 고혈압과는 깊은 관계가 있다.

급성신염(急性腎炎)과 고혈압

급성신염의 원인에 대해서는 아직 확실치 않은 점이 많다. 그러나 연쇄구균(連鎖球菌)에 의한 질환, 이를테면 편도선(扁桃腺) 염증이 원인으로 급성신염을 일으키는 수가 있다.

증상이 가벼운 것은 미처 모르고 지나칠 때가 많고 소변 검사에 의해 비로소 신염이라는 걸 알게 된다. 일반적으로 얼굴이 붓고, 특히 눈꺼풀 언저리가 붓는다. 또 두통, 숨참, 소변량이 적어지고 소변에 피가 섞여 나오는 수도 있다.

그래서 소변을 검사하여 단백이나 적혈구가 섞여 나오는 것을 확인하여 진단하는데 이때는 최고혈압이나 최저혈압이 모두 평소보다 높아져 있다.

만성신염과 고혈압

증상은 한결같지 않고 여러 가지다. 급성신염이 미처 낫지 않아서 만성화하는 것이나 급성신염의 증상을 반복하는 것이나 부증이나, 단백뇨가 있을 뿐 달리 특별한 증상이 없는 것, 그리고 혈압만 높을 뿐, 소변에는 거의 변화가 없는 것 등이 있다.

만성신염에서는 경증인 것은 별로 붓지도 않고 얼굴이 약간 땡길 정도다. 그러나 혈압은 높은 상태이므로 동계(動悸)나 숨참 등이 나타난다.

또 만성신염 때문에 고혈압이 된 사람이 양생(養生)을 게을리하면 갑자기 병세가 악화되어 부종, 숨참, 빈혈, 요독증, 심장장애, 뇌출혈 같은 여러 가지 증상을 일으키기 쉬우므로 주의해야 한다.

신우신염(腎盂腎炎)과 고혈압

신우(腎盂)는 신장에서 만들어진 소변이 모이는 부분이다. 소변은 여기서부터 수뇨관(輸尿管), 방광(膀胱), 요도(尿道)를 거쳐 몸 밖으로 나온다.

그런데 대장균(大腸菌) 같은 세균이 요도로부터 신우로 들어가 여

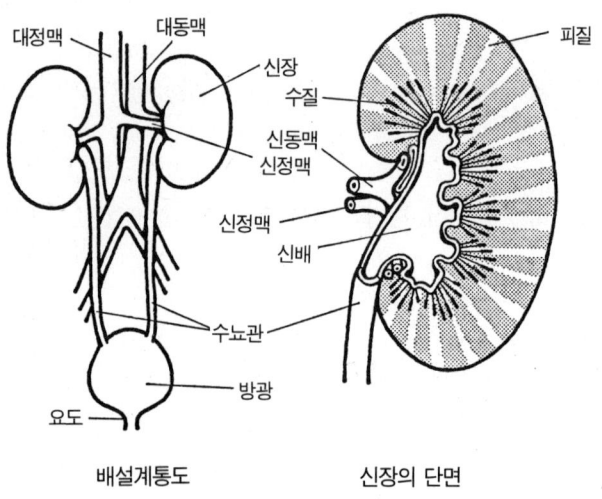

배설계통도　　　　신장의 단면

기서 염증을 일으키는 수가 있는데 이 염증이 신장 안에 퍼진 것을 신우신염(腎盂腎炎)이라고 한다.

급성인 것은 방광에도 동시에 염증을 일으키는 수가 많고 요도염(尿道炎)을 수반하는 것도 있다.

2주일 동안은 불쾌감이 지속되고 열이 난다. 두통, 요통이 있으며 소변 횟수가 잦아지고 배뇨(排尿) 때 요도(尿道)에 통증을 느낀다.

열은 하루의 변동이 심하고 소변은 흐려 있다. 검사해 보면 백혈구, 적혈구가 불어나 있고 단백이 섞여 있다. 다만 혈압은 급성기(急性期)에는 아직 이르지 않는다.

이밖에 결석(結石)에 의한 신우신염도 있는데 이것은 우선 결석을 제거해야 한다. 일반적으로는 안정을 취하고 항생물질이나 살균제 등을 써서 순조롭게 고칠 수 있다. 그러나 만성화하면 고혈압의 원인이 된다.

낭포신(囊胞腎)과 고혈압

신장 속에 낭포(囊胞)가 생기는 것을 낭포신이라고 한다. 증상은 만성신염과 비슷한데 소변을 검사해도 단백이나 적혈구가 나오지 않는 수가 있어서 발견하기 어려운데 역시 고혈압의 원인이 된다.

이외에도 여러 가지 이름이 붙은 신장질환이 있는데 그로 말미암아 고혈압이 된 상태를 신성(腎性)고혈압이라고 한다.

이와 같이 신성고혈압에 있어서는 모두가 처음에는 신상에 실환이 생겨 그것이 원인이 되어 2차적으로 고혈압을 일으킨다. 따라서 본태성고혈압이 생겨서 그 뒤로 신장에 장애가 생기는 것과는 원인과 결과가 거꾸로 되어 있다.

고혈압이 진행되어 신장에 장애가 생겼을 경우, 이를테면 위축신(萎縮腎)이 되었을 경우에도 고혈압 때문에 온 것은 원발성위축신(原發性萎縮腎)이라 하고 신염에서 온 것은 속발성(續發性)위축신이라고 한다.

그리고 본태성고혈압을 빼고 고혈압자 등의 약 반수가 신장병에서 2차적으로 고혈압이 되고 있으며 만성신염의 약 반은 고혈압을 수반한다는 것이 보고되어 있다.
 이것은 선천적으로 고혈압인 사람을 제외하고 어느 시기부터 고혈압자가 된 사람의 대부분이 신성고혈압이며 그밖의 병이 원인이 되어 고혈압이 되는 예는 비교적 적다 하겠다.

(2) 내분비 이상(內分泌異常)에 의한 고혈압
 우리들의 몸 속에서는 선세포(腺細胞)의 작용에 의해 특수한 분비액(分泌液)을 만들고 또 배출하고 있다. 이것을 분비라고 한다.
 그리고 도관(導管)을 통해서 몸 밖으로 배출하는 것을 외분비(外分泌), 도관을 통하지 않고 선(腺)으로부터 직접 혈액이나 임파액(淋巴液) 속으로 배출되는 것을 내분비라고 한다.
 이 중에서 내분비물이 호르몬이며 이 호르몬을 분비하는 선(腺)으로는 부신(副腎), 뇌하수체(腦下垂體), 갑상선(甲狀腺), 생식선(生殖腺) 등이 있다.
 이러한 내분비물들, 즉 호르몬은 혈액과 함께 체내를 순환하여 화학적으로 여러 기관의 조절을 하고 있는데 이 호르몬의 밸런스가

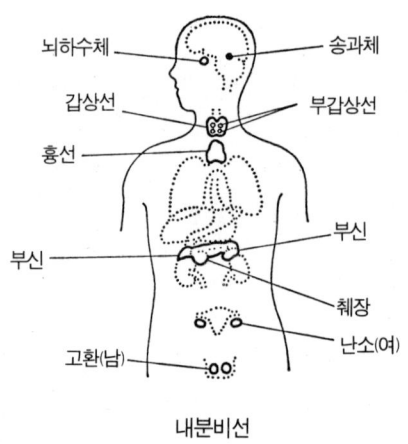

내분비선

깨지면 생리적으로 여러 가지 현상을 나타낸다. 고혈압도 그 현상 중의 하나이다.

호르몬 이상에 의한 고혈압으로는 다음과 같은 것들이 있다.

뇌하수체전엽(腦下垂體前葉)의 기능항진(機能亢進) 또는 부신피질의 기능항진이 있을 경우에 생기는 쿠싱(Cushing)병에서 나타나는 고혈압이다.

이 병은 내분비선인 부신피질의 비대증식(肥大增殖)이나 종양(腫瘍) 때문에 호르몬 밸런스가 깨져서 생긴다. 이와 같이 뇌하수체전엽의 종양이 원인이 되는 수도 있다.

주요 증상을 들면 다음과 같다.

(ⅰ) 비만 : 지방조직이 얼굴, 목, 허리, 배, 옆구리 등에 특히 많이 찌고 사지(四肢)가 몸통에 비해 야위어 있는 것이 특징이다. 얼굴은 둥그렇게 된다.

(ⅱ) 겨드랑이 밑, 아랫배의 피하조직이 터져서 자홍색(紫紅色)인 피부신전선(皮膚伸展線)이 나타난다.

(ⅲ) 피하출혈(皮下出血)을 일으키기 쉽다.

(ⅳ) 고혈압, 다모증(多毛症), 당뇨병 등 그밖의 질환을 수반한다.

(3) 임신중독증(妊娠中毒症)에 의한 고혈압

임신한 것이 원인이 되어 생기는 병을 임신중독증이라고 한다.

여기에는 초기증상으로서 입덧과 임신타액분비증(妊娠唾液分泌症)이 있고 후기증상으로는 고혈압, 부종, 단백뇨(蛋白尿)가 있다.

일반적으로 임신중독증이란 이 후기임신중독증을 말하는데 고혈압과 부종, 단백뇨 3가지가 모두 나타나는 것과 한 가지 혹은 두 가지가 나타나는 것이 있다.

또 위의 증상 외에 경련을 일으키는 수도 있는데 이것을 자간(子癎)이라 하여 임신중독증의 중증(重症)으로 본다.

임신중독증에서는 각 부분의 혈관이 가늘게 오므라드는 것이 특징의 하나다. 그래서 임신중독증을 혈관련축증(血管攣縮症)이라고 보는 견해도 있다. 안저를 검사해 보면 망막의 동맥이 약간 경련하여 오므라든 것을 알 수 있다.
이 원인에 대해서는 아직 밝혀져 있지 않으나 임신중에 태반(胎盤)에서 만들어진 특수한 물질이 신장이나 혈관계통을 자극하여 혈압을 높이는 것으로 생각된다.
임신후의 고혈압은 임신중독증 뿐만 아니라 본태성고혈압이나 만성신염 등이 있을 경우에도 생기기 쉽다.
임신중독증의 경우는 고혈압이라 해도 최고 160mmHg 정도가 보통이다. 본태성고혈압이나 만성신염 등이 합병됐을 경우에는 200mmHg 정도로 오르는 것도 있다.

(4) 대동맥이 가늘어져서 생기는 고혈압

대동맥의 밑부분이 가늘어져서 혈액의 흐름이 나빠져서 혈압이 높아지는 수가 있다.
이와 같은 대동맥의 가늘어짐은 태어날 때부터의 이상이므로 약물로 고치기란 여간 어렵지 않다. 완전히 고치려면 외과수술에 의존할 수밖에 없다.
대동맥이 가늘어져서 생기는 고혈압은 악화하면 생명을 잃을 수도 있으나 한편으로는 혈압만 높을 뿐, 별다른 장애를 일으키지 않는 때도 있으므로 치료방법에 대해서는 전문의의 판단에 맡기는 것이 중요하다.

(5) 그밖의 유인

고혈압의 유인이 되는 것을 본태성과 속발성 2가지로 나누었는데 다음과 같은 경우에는 종종 고혈압을 수반한다.
(ⅰ) 당뇨병이 있을 때
(ⅱ) 바새도우씨병이 있을 때
(ⅲ) 뇌염(腦炎) 등 뇌간(腦幹)의 회백질(灰白質)이 확대되었을 때
(ⅳ) 만성뇌막염(慢性腦膜炎) 등으로 뇌압(腦壓)이 올랐을 때

그리고 동맥경화증이 있을 때도 혈압이 올라서 뇌졸중 같은 위험을 가져온다는 것은 이미 앞에서 말한 바 있다. 동맥경화증에 대해서는 다음에 더 자세히 설명하기로 한다.

3. 약년성(若年性)고혈압

(1) 고혈압과 연령층

고혈압은 일반적으로 노년기에 생기는 현상으로 여겨왔다. 그러나 요즘은 성인병이라는 말이 생겨나서 고혈압도 성인병의 일종이라는 생각이 일반화되고 있는 것 같다.

위의 경우의 성인의 범위는 법률에서 말하는 성인과는 좀 달라서 적어도 20대는 포함하지 않는 걸로 해석하는 것이 상식이다. 그렇다고 30대를 포함하는 것도 어려운 일이다. 그러므로 장년기(壯年期)로 불리우는 40대가 되어야 비로소 성인병의 대상이 되는 것이다.

그런데 최근에는 성인병으로 보아왔던 고혈압이 20대나 30대 사람에게도 많이 나타나고 있다.

이 약년층(若年層)의 고혈압 중에는 그 고혈압을 불러온 원인이 되는 질환이 분명치 않은 것이 많다. 따라서 현새로서는 1차싱(一人性:원발성)고혈압으로 간주되고 있다. 그리고 이와 같은 젊은층의 원발성고혈압을 약년성고혈압증 또는 약년자 본태성고혈압증이라 부르고 있다.

(2) 약년자(若年者)의 2차성고혈압

약년층의 고혈압인 경우에도 선천적으로 고혈압이 될 체질을 유전으로 이어받아 고혈압이 되는 것과 고혈압을 일으키기 쉬운 병이 있어서 고혈압이 되는 것, 2가지 경우가 있다.

우선 고혈압이 되기 쉬운 병이 있어서 고혈압이 되는, 이른바 약년자의 2차성(속발성)고혈압증에 대해서 살펴보기로 한다.

신성(腎性)고혈압증

약년자에 있어서의 2차성고혈압증에 있어서도 일반 경우처럼 신성고혈압증이 그 대부분을 차지하고 있다. 그 중에서도 급성 또는 만성인 신염 때문에 고혈압을 일으키는 예가 많다.

신염은 앞에서도 말했듯이 고혈압, 부종, 단백질, 소변 속에 적혈구가 나오는 등의 증상을 나타낸다. 다만 고혈압이 없는 신염도 있다. 이를테면 네프로제증후군이라 불리우는 신장병에 있어서는 소변에 다량의 단백이 나오지만 적혈구는 없고 혈압도 낮으며 혈액 속의 단백질이 줄어들어서 부종이 생기는 병이다.

이밖에 신우신염(腎盂腎炎)이나 그밖의 신장병도 모두가 2차성고혈압증의 원인이 된다.

신혈관성(腎血管性)고혈압증

선천적인 혈관의 질환, 동맥경화나 주위로부터의 압박 때문에 신장에 혈액을 실어나르는 신동맥(腎動脈)이 가늘어져서 혈액의 흐름이 나빠지면 그 동맥 쪽의 신장은 신선한 혈액을 필요한 만큼 받아들이지 못하므로 조직이 점점 위축되어 작아진다.

이와 같이 신장의 혈액이 줄어들면 레닌이라는 승압물질(昇壓物質)의 생성이 항진하여 고혈압이 나타난다.

편신성(偏腎性)고혈압증

태어날 때부터 한쪽 신장에 기형(畸形)이 있다든가 또는 한쪽 신장에 결핵(結核), 결석(結石), 신우신염 등의 질환이 있어서 고혈압이 되는 수가 있다. 이러한 경과를 거치는 고혈압을 편신성고혈압이라고 한다.

임신신(妊娠腎)에 의한 고혈압증

여성 특유의 고혈압증으로서 임신중독의 후기에 많이 나타나는 증상이다.

내분비성(內分泌性)고혈압증

호르몬 분비의 밸런스가 깨져서 고혈압이 되는 증상이다. 다음과 같은 여러 가지 종류가 있다.

(ⅰ) 부신(副腎)의 수질(髓質)에 종양이 생겨서 고혈압을 가져온 것.

(ⅱ) 부신피질(副腎皮質)에 종양이 생겨서 고혈압이 된 것.

(ⅲ) 부신피질에 종양이 생겨서 알도스테론이라는 호르몬이 과다하게 분비되어서 생기는 고혈압.

위의 (ⅱ) (ⅲ)은 모두 부신피질에 종양이 생겨서 고혈압이 되는데 (ⅰ)은 비만체(肥滿體)가 되어 체모(體毛)가 많아지고 소변에 당(糖)이 나온다. 여성의 경우는 월경이 없어지기도 하고 (ⅲ)은 손발의 근육이 굳어져서 마비나 저림을 가져오고 혈액 속 칼륨이 줄고 나트륨이 불어나는 증상이 나타난다.

심장혈관성(心臟血管性)고혈압증

심장이나 혈관의 병이 원인이 되어 고혈압증이 된 것이다.

이 병에서는 팔의 혈압은 높지만 발다리의 혈압은 낮다든가 좌우의 팔 혈압이 두드러지게 다르다. 또 목을 뒤로 젖히면 어지럼이 생긴다든가 손이 피로하기 쉽고 차가워지기도 한다.

(3) 약년자(若年者) 본태성고혈압증

약년층에 생기는 본태성고혈압증이다. 약년자의 3~4%가 이 병에 걸려 있다. 이 경우는 그 대부분이 최고 140~160mmHg, 최저 80~90mmHg의 혈압치를 나타낸다.

따라서 최고혈압이 170mmHg 이상이거나 최저혈압이 100mmHg 이상인 것은 약년자 본태성고혈압증이 아니고 다른 원인에 의한 고혈압증으로 보아야 한다. 약년자의 고혈압증은 혈압이 높은 것 외에는 다른 건강인과 구별하기 힘들다.

그런데 30대 후반이 되면 뇌의 가늘고 작은 동맥의 벽이 오그라들어서 혈액의 흐름에 저항이 많아진다. 심장이나 신장의 활동도 건강인보다 떨어진다. 즉 일반의 본태성고혈압증에 가까운 증상을 나타낸다.

그리고 본태성고혈압증은 일반적으로 양성(良性)인 것이 많은데 약년자 본태성고혈압증은 악성 경과를 거치는 수가 많다.

악성고혈압과 양성고혈압

신장 관계의 질환이 급속히 진행하여 심장, 뇌에 고도의 동맥경화성 병변을 수반하는 고혈압을 악성고혈압이라고 한다. 또 신장의 병변을 악성신경화증(원발성위축신)이라고 한다.

이 악성고혈압은 질병의 초기부터 악성증상을 나타내는 것과 처음에는 양성고혈압이던 것이 도중에 신기능의 부전(不全)을 일으켜서 악성증상을 나타내는 것이 있다. 어느 경우에도 50세 전반부터 젊은층에 걸쳐 생기는 수가 많으며 노년자로서 악성고혈압이 되는 예는 극히 드물다.

이 악성고혈압의 경우에는 최저혈압이 두드러지게 높아지는 것이 특징인데 120mmHg 이상을 나타낸다. 이밖에도 두통, 뉘울거림, 구역질이 생기고 때로는 온몸의 경련을 일으키는 수도 있다.

이에 대해 양성고혈압은 신(腎)의 병변이 서서히 진행되며 끝에

고혈압에서 오는 견비통

고혈압에서 오는 견비통을 호소하는 사람이 많다. 연령적으로는 30세 이후이며 특히 40대가 많다.

목덜미부터 어깨에 걸쳐 뻣뻣해진다.

이것은 어깨근육에 피로물질이 쌓여 필요한 영양 배급이 불충분해서 생기는 경우가 많다.

고혈압이 생겨서 어깨가 뻣뻣해지는 것은 고혈압이 원인이므로 고혈압을 치료하지 않으면 절대로 낫지 않는다. 주무르거나 두들기면 일시적으로는 시원하지만 시간이 지나면 다시 재발하고 오히려 역효과를 가져오게 된다.

심한 견비통은 의사와 상의해서 강압제를 쓰는 것도 무방하다.

가서 위축신이 된다 해도 그렇게 되기까지는 십수 년 혹은 몇십 년 이 걸린다.

　양성고혈압 말기에는 위축신이 되는 경우도 있지만 그 대부분은 다만 신경화증(腎硬化症)에 그치고 위축신까지는 되지 않은 경우이 다.

제3장 갱년기(更年期)와 고혈압

1. 갱년기 장애

(1) 갱년기의 생리

갱년기란 주기성(周期性)인 변화가 규칙적으로 이루어지던 성숙기(成熟期)로부터 성주기(性周期)가 완전히 멈춰 버리는 노년기(老年期)로 옮겨가는 동안의 일정한 어느 시기를 말한다. 이것은 남녀 모두에게 있는데 일반적으로 여성에 대해 많이 쓰여지고 있다. 그래서 여기서는 여성의 갱년기와 고혈압에 대해 살펴보기로 한다.

갱년기에는 여러 가지 내분비선(內分泌腺)의 변화를 일으키는데 그 중에서도 난소(卵巢)의 노화현상이 가장 일찍 나타나며 그 시기는 35세 무렵부터다.

즉 배란(排卵)이 그치고 주기성변화를 이루지 않는 시기로서 그 사이에 폐경(閉經)이라는 현상이 생긴다. 그 기간은 사람에 따라 다르지만 수년간에 이른다.

폐경으로부터 몇 년 동안, 갱년기가 계속되다가 안정된 노년기에 들어간다. 연령적으로는 위에서 말했듯이 35세 무렵부터라고 하는

데 평균수명이 늘어남에 따라 최근에는 약간 늘어난 추세에 있다.
즉 40세부터 55세 사이에 갱년기 현상이 나타나고 폐경은 45세부터 50세 사이에 나타나는 수가 가장 많다.

갱년기의 변화

갱년기의 난소에 있어서는 간질(間質)의 변화가 두드러져서 난소 주위의 백막(白膜)이 두터워지고 발육한 난포(卵胞)가 배란되지 않고 다시 위축된다. 몇 개의 난포가 이러한 운명을 거친 다음에 난소 전체가 작아진다.

갱년기에는 또 호르몬 상태가 여러 가지로 변화한다. 처음에는 난포호르몬이 많은 시기가 있고 다음에는 적은 시기로 옮겨졌다가 다시 향성선(向性腺)호르몬이 많아지는 등, 3가지 단계가 있다.

월경은 난소주기(卵巢周期)의 변화에 따라 변조되어 마침내 무월경(無月經)이 된다. 그 양상은 월경의 양이 적어지며 간격이 길어져서 점점 약해지는 경우와 일시적으로 오히려 강해지는 경우가 있다. 또 주기가 불규칙해져서 없어져버리는 수도 있다.

갱년기는 임신, 분만을 하는 성기능의 정지가 특징인데 전신적으로는 난소나 하수체(下垂體)의 활동에 변조가 생겨 동시에 갑상선(甲狀腺), 부신 등 내분비선이나 자율신경 기능에도 변화가 생긴다.

이와 같이 갱년기에는 생리적으로 여러 가지 변화가 생기고 나아가서는 정신적으로도 불안정한 요소를 많이 가지고 있다. 그래서 갱년기 장애라는 증상이 나타나게 되는 것이다.

(2) 갱년기 장애의 증상

갱년기 장애의 주된 증상은 열감(熱感), 냉증(冷症), 심계항진(心悸亢進), 흥분, 두중(頭重), 두통, 현기증, 귀울림, 마비감, 피로, 견비통, 불면증, 다한(多汗), 요통 등등이다.

이러한 증상들은 날씨나 기온의 변화, 대인관계, 몸의 컨디션 등에 좌우되어 나타났다가 없어지기 쉽고, 정신적, 감정적인 영향을 받기 쉬운 특징이 있다.

원인으로는 난포호르몬이 너무 많다는 설과 너무 적어서 생긴다는 설 외에 갑상선기능의 변화나 자율신경의 이상, 감정적인 장애 등을 들 수 있다. 또 월경장애와 같은 종류의 호르몬알레르기증이라는 설도 있다.

2. 고혈압과의 관계

(1) 반드시 검사를

위에서 말한 갱년기 장애의 증상은 고혈압에 있어서의 증상과 같다. 즉 갱년기가 아닌 고혈압자가 이와 꼭 같은 증상을 나타낸다. 따라서 고혈압자가 갱년기를 맞이했을 때는 그 증상이 더욱 강하게 나타난다고 생각하면 된다.

그러므로 갱년기의 여성은 비록 증상이 가벼울 때라도 혈압의 측정이나 소변 검사를 받아서 고혈압의 유무를 확인해 둘 필요가 있다.

앞장에서도 언급했듯이 고혈압은 체질의 유전에 의해서 본태성 고혈압자를 만들고 이런 체질의 사람은 나중에 고혈압증의 여러 가지 장애를 일으키는 예가 많다.

이것이 여성의 경우에는 임신에 의해 임신중독증의 유인(誘因)이 되고 그 후유증으로서 고혈압이 생겨, 그런 상태대로 갱년기를 맞는 수가 있다.

따라서 임신중독증을 일으킨 일이 있는 사람은 갱년기에는 특히 고혈압을 주의해야 한다.

(2) 치료의 요령

여성의 갱년기 장애는 내분비작용의 실조(失調)에서 생기는 생리현상으로 나타나는 것 외에 심리적, 정신적인 원인으로 생기는 증상도 적지 않다.

이를테면 여성은 누구나 폐경기에는 갱년기 장애가 생긴다고 하는 선입견을 가지고 있는 사람은 신체적 이상이 전혀 없는데도 증상을 호소하는 예가 있고 그 수는 갱년기 장애환자의 약 20%에 이른다는 보고가 있다.

그래서 갱년기를 맞이하는 여성으로서는 심신의 안정에 힘쓰는 것이 중요하다. 그러기 위해서는 과로나 수면부족을 피하고 대인관계로 스트레스를 받지 않도록 해야 한다.

식사는 육류보다도 야채류를 많이 드는 것이 좋고 고혈압의 정도에 따라 식염(食鹽)을 적게 할 필요가 있다.

그리고 적당한 운동, 일광욕 등도 건강유지를 위해서 필요하다. 또 혈압강하제나 호르몬제 등이 시판되고 있는데 갱년기장애 치료에 이러한 약물을 사용할 경우에는 반드시 의사의 지시를 따라야 한다. 그렇지 않으면 오히려 해를 입을 위험도 있다.

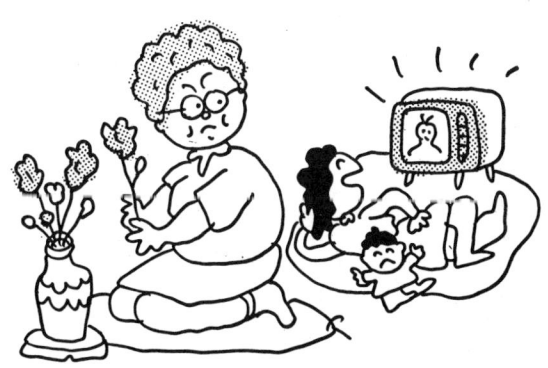

갱년기를 맞이한 여성은 심신의 안정을 취해야 한다

제4장 저혈압(低血壓)에 대하여

1. 체질성(體質性) 저혈압

(1) 저혈압이란

혈압이 표준보다 높은 것을 고혈압이라고 하듯이 표준보다 낮은 것을 저혈압이라고 한다.

그렇다면 구체적으로는 표준에서 어느 만큼 낮을 때 저혈압이라고 하는가. 이에 대해서는 여러 가지 설이 있는데 최고혈압이 남자 105mmHg, 여자 100mmHg에 이르지 못하는 것을 저혈압으로 보는 설도 있고 최고혈압이 90mmHg 이하를 저혈압으로 보는 설도 있다.

아무튼 최고혈압이 100mmHg가 못되는 혈압치가 표준혈압보다 훨씬 낮은 것만은 사실이며 저혈압이라고 부르는 데는 이론의 여지가 없다.

이와 같이 혈압이 표준보다 낮은 상태의 원인으로는 체질에 의한 것과 질병, 기타 증상에 의한 것을 들 수 있다. 그러면 먼저 체질성 저혈압에 대해 살펴보기로 한다.

(2) 체질성저혈압의 원인

고혈압의 경우와 같이 태어날 때부터 저혈압이 될 체질의 유전이 그 원인이다.

이밖에 생활환경 중, 저혈압이 되는 것으로는 단백질 섭취량 부족을 들 수 있는데 실제로는 단백질 섭취가 모자라기 때문에 저혈압이 된 것으로 간주되는 예는 매우 드물다.

(3) 저혈압의 증상

증상의 첫째는 최고혈압이 표준보다 낮은 것인데 이것은 혈압을 측정함으로써 비로소 알게 된다. 그밖의 증상으로는 다음과 같은 것이 있다.

(i) 피로하기 쉽고 끈기가 없어지고 작업능력이 떨어진다.
(ii) 뇌빈혈(腦貧血)이나 현기증을 일으키기 쉽다.
(iii) 위장장애를 일으키기 쉽다.
(iv) 사람에 따라 맥박수가 변하기 쉽다. 평소에는 맥박수가 비교적 적던 것이 가벼운 작업이나 정신긴장에 의해 맥박수가 갑작스럽

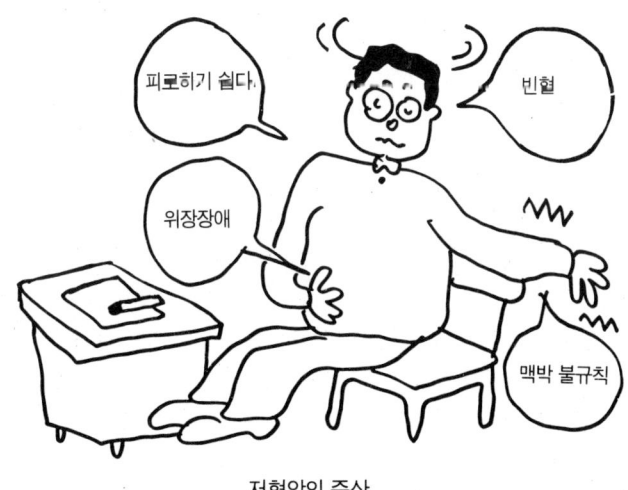

저혈압의 증상

게 많아진다.

또 두중, 두통, 현기증, 동계(動悸), 냉증, 다한(多汗)과 같은 증상을 호소하는 사람도 있다.

그런데 위와 같은 증상의 어느 한 가지를 자각했을 경우에 시험 삼아 혈압을 재서 100mmHg에 이르지 못한다고 반드시 저혈압인 것만은 아니다. 고혈압 때와 같이 한두 번의 혈압측정으로 그 사람의 혈압의 변동을 정확하게 알 수는 없기 때문이다.

또 표준보다 혈압이 낮은 사람은 체질적으로는 마른 형이며 동체(胴體)가 가늘고 긴 사람이 많다.

이러한 체질의 사람은 위장 등 내장의 위치가 아래로 처져 있어서 변비(便秘) 같은 장애를 일으키기 쉬운 경향이 있다. 또 오랜 시간 동안 서 있거나 걷는 것도 매우 힘들다.

다음에는 흉부(胸部)가 가늘고 길며 얇은 사람은 심장도 비교적 작고 그만큼 심장의 여력(餘力)도 적어진다. 따라서 심한 운동은 할 수 없고 보통 동작에도 다른 사람보다 더 숨참을 느낀다.

(4) 저혈압증의 치료

저혈압이 다음과 같은 저혈압을 수반하는 질환의 증상의 하나로서 나타났을 경우에는 그 원인이 되어 있는 질병의 치료가 선결문제이며 그 원인만 제거되면 증상으로서의 저혈압도 해소된다.

체질성인 저혈압은 본태성고혈압의 경우와 같이 저혈압 그 자체를 없애는 치료방법은 없다. 또 그럴 필요도 없다. 문제는 저혈압 그 자체가 아니라 저혈압 때문에 야기된 장애를 방지하는 것이다.

일반적으로 저혈압의 예후(豫後)는 그렇게 나쁘지는 않다. 90세 이상의 장수자를 조사한 결과 본인이 젊었을 때에 저혈압이거나 저혈압자가 있는 집안에서 태어난 사람에게 많았다는 보고가 있었다.

이것은 저혈압인 사람이 동맥계통의 부담도 덜하고 동맥경화를 일으키는 일도 적기 때문에 고혈압자 및 정상혈압자보다 더 장수할 수 있다는 것이다.

그러나 동맥계통의 노화는 늦다 해도 저혈압자는 일반적으로 세균감염의 저항력이 약하고 또 심부전(心不全)을 일으키기 쉬운 경향이 많다. 따라서 결핵, 폐렴 그밖의 세균감염이 있으면 합병증을 일으켜 사망할 위험이 없다고는 말할 수 없다.

물론 요즘은 항생물질 등 세균감염에 대한 치료가 비약적으로 발달했으므로 그전만큼 저혈압자의 세균감염에 의한 사망은 많지는 않다.

저혈압 그 자체가 일상생활의 장애가 될 만큼의 증상을 수반하지 않은 경우에는 저혈압을 치료할 필요는 없으며 오히려 저혈압 상태를 계속 유지시키는 편이 장수할 수 있다.

그러나 저혈압이어서 일상생활에 지장이 있거나 위험이 예상될 경우에는 적당한 치료방법에 의해 건강의 유지, 증진에 힘쓰는 것이 바람직하다.

저혈압의 치료방법으로는 일반적인 것과 특수한 것이 있다.

일반적인 치료

신체를 강건하게 하기 위해 적당한 운동을 한다. 이것은 내외 환경의 변화에 대한 반사적인 순응, 즉 반사기능(反射機能)을 훈련하기 위해서도 필요한 일이다.

이 경우의 운동은 자기에게 알맞는 체조가 좋다. 물구나무서기, 상반신 크게 흔들기와 회전, 재주넘기 등 체위를 될 수 있는 대로 크게 전환시키는 동작인 체조를 한다. 다만 준비운동부터 시작해야 하며 운동의 내용이나 양의 면에서 무리하지 말고 점점 늘려가는 것이 중요하다.

또 건포마찰(乾布摩擦)이나 냉수마찰을 계속하는 것도 좋다.

식사는 비타민류를 충분히 섭취하고 비교적 단백질이 많은 식품을 들도록 한다.

약물요법

혈압을 높이는 약제를 쓰면 일시적으로는 혈압이 오른다. 그러나 저혈압을 완전히 고칠 수는 없다.

저혈압 증상이 심해서 뇌빈혈 발작을 일으킬 위험이 있을 때는 의사는 카르니겐이나 에페드린 계통의 약물을 투여하여 혈압을 일시적으로 올리는 처치를 한다.

탄산가스 흡인요법(吸引療法)

혈액 중 탄산가스 농도가 높아지면 혈액은 산성화(酸性化)되어 연수(延髓)의 교감신경 중추(中樞)에 자극적으로 작용하므로 탄산가스를 들이마시면 혈압이 올라간다.

그래서 특별히 탄산가스를 많이 들이마시는 것을 계속하면 세동맥의 긴장도(緊張度)가 점점 강해져서 저혈압이 해소되는 예가 있다.

특별히 탄산가스를 들이쉬지 않아도 될 수 있는 대로 숨을 죽이면 체내의 탄산가스 농도가 높아진다.

따라서 날마다 이것을 꾸준히 계속하면 혈관의 긴장도가 강해져서 저혈압에서 정상혈압으로 옮겨지게 된다.

2. 저혈압을 수반하는 질병

(1) 저혈압의 원인이 되는 질병

저혈압이 체질의 유전에 의해 생기는 것을 제외하고 저혈압이 되는 질병으로는 심장이 병적으로 약해진 경우인 심부전(心不全)과 내분비질환을 들 수 있다.

이 가운데 내분비질환으로는 점액수종(粘液水腫), 애디슨(Addison)병, 시몬즈병 등이 알려져 있으며 이러한 저혈압을 수반하는 질환이 있어서 저혈압이 나타난 것에 대해서는 그 원인이 되어 있는 질병의 치료가 선결문제다.

다음에 이러한 질환의 증상과 원인, 치료 등에 대해 살펴보기로 한다.

(2) 심부전(心不全)

심장의 수축작용이 약해져서 심장으로 들어온 혈액을 온몸에 제대로 내보내지 못하는 상태를 심부전이라고 한다.

심부전 상태에 있을 때는 피로감, 동계, 숨참, 심장성 천식 같은 증상을 수반하고 갑작스러운 작업을 한 직후에 얼굴이 창백해지거나 입술이나 손발끝이 새파랗게 되는 지아노제를 일으킨다.

이와 같은 심부전의 원인이 되는 것은 한두 가지가 아니다. 태어날 때부터 심장의 구조나 기능에 결함이 있는 것도 있고 후천적인 심장장애에 의한 것도 있다. 또 고혈압이나 심장 이외의 질병 때문에 생기는 심부전도 있다.

심부전에서 가장 많이 나타나는 것은 좌심실(左心室) 쇠약이다. 좌심실이 쇠약하면 대동맥에의 혈액 송출이 나빠져서 마침내 폐순환(肺循環)에 울혈(鬱血)이 생긴다.

또 우심실(右心室)이 쇠약해지는 것도 있고 좌우심실부전을 일으키는 예도 있다.

심부전은 위에서 말한 폐순환에 울혈이 생기는 것 외에 각종 장기의 기능을 저하시켜 간장이 붓는다든가 요량(尿量) 감소, 수족이 붓고 복수(腹水)가 생기는 등 다양한 증상을 나타낸다.

치료로는 과격한 운동을 피하고 안정을 지키며 식사에 주의한다. 부종이 있을 때는 감염식요법(減鹽食療法)을 하거나 이뇨제(利尿劑)를 써서 부종을 없애는 방법을 취한다. 또 여러 가지 강심제를 쓰기도 한다.

이러한 치료에 있어서는 심부전의 원인이 되고 있는 질병을 알아서 이것을 완전히 개선하는 것이 중요하다. 원인이 제거되지 않는 한 심부전은 해소되지 않으며 저혈압도 개선되지 않는다.

(3) 점액수종(粘液水腫)

호르몬의 분비이상은 고혈압의 원인이 되는 수가 있는데 또 저혈압의 원인이 되는 것도 있다. 점액수종일 경우에는 저혈압을 일으킨다. 점액수종에서 볼 수 있는 증상은 다음과 같다.
(ⅰ) 얼굴이나 손발이 붓는데 눌러도 들어가지 않는다. 특히 입술이나 눈꺼풀이 두터워진다.
(ⅱ) 전체의 표정은 졸리는 듯하다.
(ⅲ) 피부가 차고 건조해진다.
(ⅳ) 말소리가 굵고 낮아지며 갈라진다. 또 혀가 커져서 말하기가 어렵게 된다.
(ⅴ) 맥박수가 줄고 빈혈, 저혈압, 현기증 등을 일으킨다.
(ⅵ) 권태감이 있고 말이나 동작이 느려진다.
(ⅶ) 자꾸 졸린다. 또 반대로 흥분하는 수도 있다.
(ⅷ) 근육의 관절이 굳어져서 아프거나 수족의 힘이 없어진다.
(ⅸ) 땀이 잘 안나고 추위를 타거나 변비를 일으킨다.
(ⅹ) 체모가 듬성듬성해진다.
(ⅺ) 월경과다가 된다.

점액수종의 원인으로는 성인의 경우는 원인불명인 것도 있지만 외과적으로는 갑상선을 제거했을 때 생기는 수가 있다. 또 뇌하수체전엽(腦下垂體前葉)의 기능저하 때문에 갑상선의 기능이 나빠져서 생기는 수도 있다. 30~50세 사이의 여성에 많고 약년층(若年層)에 생기는 경우에는 발육장애를 가져와서 키가 작고 정신기능도 잘 발달하지 않는다.

치료는 입원치료가 바람직한데 의사의 지시를 받아가며 자택에서 일상생활을 하면서 갑상선제(甲狀腺劑) 투여를 받을 수도 있다.

(4) 애디슨(Addison)병

부신기능(副腎機能)의 저하가 이 질환의 특징이다. 결핵 때문에 양쪽 부신이 망가졌을 때 이 병이 생긴다. 그 증상은 다음과 같다.
(ⅰ) 피부, 특히 젖꼭지, 음낭 등, 색소가 많은 피부 부분의 색깔이 짙어진다.
(ⅱ) 관절 부분이 검어진다.

(ⅲ) 몸이 항상 나른하고 쉬 피로하며 근력(筋力)이 떨어진다.
　(ⅳ) 구강점막(口腔粘膜)에 검은 반점이 생기는 수가 있다.
　(ⅴ) 저혈압이 된다.
　치료로는 여러 가지 정밀검사를 받고 식염이 많고 칼륨이 적은 식이요법이나 부신피질호르몬제 등이 투여된다.

(5) 시몬즈병
　하수체(下垂體) 기능소실로 생기는 질환으로서 여성의 경우는 출산후에 생기기 쉽고 하수체전엽(下垂體前葉)이 망가지기 때문에 생기는 수가 많다.
　주요한 증상으로는 식욕부진이 되어 몹시 야위고 쇠약해지는 수가 있다. 또 갑상선, 성선(性腺), 부신피질이 위축하여 각 세분비선의 기능이 떨어진다.
　치료로는 각종 내분비선 호르몬을 종합적으로 투여하는 치료법이 취해진다.

제5장 동맥경화(動脈硬化)

1. 동맥경화는 이렇게 생긴다

(1) 동맥경화란?

　동맥경화에 대해서는 고혈압의 타각증상(他覺症狀)의 하나로서 설명한 바 있다. 동맥경화와 고혈압은 비교적 가까운 관계에 있으며 서로 원인이 되고 결과가 되는 경우는 있지만 결코 같은 병은 아니다. 그런데 흔히 고혈압과 동맥경화는 이름만 다르지 실제는 같은 것으로 생각하는 사람이 많다.

　그래서 여기서는 앞에서 말한 것과 중복되는 점이 있지만 다시 동맥경화에 대해 알아보고 그 종착점이라고 말할 수 있는 뇌졸중(腦卒中), 즉 뇌출혈(腦出血), 뇌연화(腦軟化), 거미막하출혈, 심근경색, 협심증 등, 모두 생명에 위험을 불러오는 질병과의 관계를 살펴보기로 한다.

　그러면 동맥경화에 대해 다시 한번 알아보기로 한다.

　동맥은 말할 것도 없이 혈액을 심장으로부터 신체의 각부(各部)에 실어나르는 파이프다. 그 크기에 따라 대동맥(大動脈), 소동맥(小

動脈), 세동맥(細動脈), 모세혈관(毛細血管)으로 구분되고 또 그 위치에 따라 폐동맥(肺動脈), 경동맥(經動脈), 신동맥(腎動脈) 그밖의 명칭이 붙여져 있다.

동맥경화는 이러한 동맥들이 노화하여 굳어진 상태를 말한다.

(2) 동맥경화의 원인

동맥경화의 원인은 매우 복잡하다. 경화되기 쉬운 체질의 유전으로 생기지만 이밖에도 매독(梅毒), 당뇨병, 내분비병(內分泌病), 전염병 등의 질환이 원인이 되는 수도 있고 술, 담배, 중노동 등도 관계가 있으며 음식물로는 지방분이 동맥경화를 유발한다.

(3) 동맥경화의 상태

동맥은 앞에 말한 것과 같이 여러 가지 원인으로 경화한다. 그 상태는 혈관 안쪽에 있는 내막(內膜)이라 불리우는 얇은 막과 근육으로 되어 있는 중막(中膜)과의 사이에 콜레스테롤이나 그밖의 물질이 침착하여 처음에는 내막이 혈관의 안쪽을 향해 부풀어오른다.

다음에는 침착한 이 물질이 점점 굳어져서 칼슘의 덩어리가 되어서 뼈처럼 단단해진다. 혈관의 내벽이 뼈처럼 단단해지므로 틀림없는 경화상태다.

그러나 이 경화상태를 밖에서는 볼 수가 없으므로 동맥이 어느 정도로 경화(노화)되어 있는지 쉽게 알 수 있는 방법은 없다.

또 부풀어오른 부분의 내막이 상해서 부르터져 궤양(潰瘍)이 생긴다. 즉 혈관 내벽에 상처가 생기는 것이다.

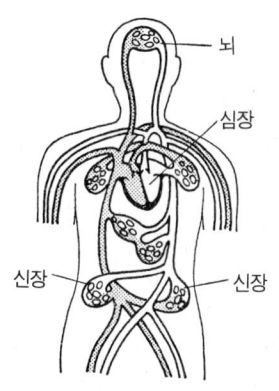

동맥경화가 생기기 쉬운 동맥

그렇게 되면 그곳을 흐르는 혈액은 그 상처 부분에 붙어서 굳어져 간다. 이렇게 굳어진 혈액에 또 다른 혈액이 붙어서 이것도 굳어진다.

이렇게 해서 혈관 속의 어느 부분에 혈액이 응어리져 그것이 점점 커지면 결국 혈관의 안지름에 가득 차서 막혀버린다. 이런 상태를 혈전(血栓)이라고 한다.

동맥에 혈전이 생기면 혈류(血流)가 방해되어 순환장애를 일으킨다. 또 콜레스테롤에 의해 부풀어오른 부분이나 혈액이 뭉친 혈전부분은 딱딱한 섬유세포(纖維細胞)에 의해 보강되기 때문에 그부분의 혈관은 굳어져서 흡사 쇠붙이나 판대기로 된 파이프처럼 된다.

(4) 동맥경화가 생기는 장소

동맥경화는 모든 동맥이 동시에 경화되는 것이 아니며 경화하는 장소나 정도가 일정치 않다.

경화를 일으키기 쉬운 장소로는 심장의 동맥, 머리의 동맥, 신장의 동맥 등이다. 이 가운데 심장의 관상동맥과 머리 부분에 있는 뇌저동맥(腦底動脈) 2가지는 그 경화의 정도에 따라서 단번에 인간을 죽음으로 몰고갈 수도 있기 때문에 특히 조심해야 한다.

즉 관상동맥이 경화하면 심장은 그 자체의 활동에 필요한 혈액량을 받을 수가 없게 되어 심근경색이나 협심증을 일으킬 위험이 생긴다.

또 뇌저동맥이 경화하면 뇌로 가는 혈액의 흐름에 지장이 생긴다. 그렇게 되면 뇌조직은 필요로 하는 영양을 섭취할 수 없게 되어 흔히 말하는 노망(老妄 : 치매증)증상을 일으켜 이것이 악화하면 뇌연화증(腦軟化症)을 일으키고 사망하게 된다.

신장의 동맥이 경화하면 위축신(萎縮腎)이나 요독증(尿毒症)의 원인이 된다. 모두가 생명을 위협하는 무서운 병이다.

또 그 외의 동맥에도 경화가 생기는데 자각증상은 거의 없다.

(5) 동맥경화와 고혈압

동맥경화와 고혈압은 가까운 관계에 있지만 전혀 다른 병이라는 것은 이미 앞에서 말한 바 있다.

즉 동맥경화는 동맥의 안쪽에 있는 내막의 병변이며 고혈압은 주로 세동맥의 근육에 장애가 생겨 혈액을 실어나르는 힘이 커진 상태다. 동맥경화는 아테롬변성(變性)이지만 고혈압은 아테롬의 유무에 좌우되지만은 않는다.

고혈압은 혈압계로 측정하면 측정 때의 혈압치를 구체적으로 숫자로 알 수 있다. 그런데 동맥경화는 쉽게 발견할 수가 없다. 전문가들은 경동맥(經動脈)을 보거나 팔의 동맥을 보고도 그 부분에 동맥경화가 있다는 걸 발견할 수 있지만 내장의 동맥경화는 위의 방법으로도 알 수가 없다.

이에 대해서는 혈액 속의 콜레스테롤의 농도를 측정하여 콜레스테롤치(値)에서 동맥경화의 정도를 아는 방법이 있지만 이것은 꼭 경화의 정도와는 정비례하지 않는다.

동맥경화와 고혈압은 꼭 구별해야 하는데 이것들이 서로 밀접한 관계에 있다는 건 통계에 의해 밝혀져 있다. 즉 많은 사례들은 고혈압자가 정상혈압자에 비해 뇌졸중이나 심근경색으로 쓰러지는 예가 훨씬 많다는 것을 보여주고 있다.

그리고 뇌졸중이나 심근경색은 동맥경화가 극도로 진행하면 자연히 도달하는 종착역이기도 하나.

2. 동맥경화의 예방

(1) 중년(中年) 이후는 요주의

동맥경화는 중년 이후, 특히 노인들에게 많다는 것이 일반상식이다. 그런 뜻에서는 노인병(老人病)의 일종이라고도 말할 수 있다.

물론 10대, 20대에서도 동맥경화의 초기 변화를 볼 수 있다. 이

초기현상은 그뒤의 변화속도는 별로 빠르지 않고 병적인 것보다는 생리적인 경화의 과정을 거치게 된다.

그러나 같은 현상이 40대에 나타날 경우에는 그 동맥경화는 그 사람의 여러 생활조건이나 유전에 의한 체질 등에 따라서 경화의 속도를 더해간다.

그래서 40대가 되어 동맥경화의 초기현상이 나타나는 사람은 그 종착역인 뇌졸중이나 심근경색이 남의 일이 아니라 현실적으로 내 몸에서 생길 가능성이 있는 문제가 된다.

(2) 경화를 늦춘다

동맥이 경화하는 것은 혈관에 콜레스테롤이 침착하기 때문이라는 것은 이미 앞에서 말한 바 있다. 이것은 나이가 듦에 따라 자연히 생기는 현상이며 사람에 따라 빨리 오기도 하고 좀 늦게 오기도 하지만 살아 있는 한 동맥경화를 면할 수는 없다. 또 고혈압자는 정상혈압자보다 동맥경화가 빨리 생기는 것도 사례에서 많이 보이고 있다.

결국 동맥경화는 하나는 병적(病的) 변화에 의하며 또 하나는 생리적인 변화, 즉 노화현상으로서 나타난다.

따라서 모든 인간이 100세나 그 이상을 살아 있다고 하면 병적인 변화에 의한 동맥경화는 면했다 하더라도 생리적인 노화현상으로서의 동맥경화는 피할 수 없게 된다.

그러나 노화를 늦출 수는 있다. 질병도 막을 수 있으므로 동맥경화의 원인인 질병 예방과 노화의 예방만 제대로 이루어지면 동맥경화의 속도를 늦추게 되어 뇌졸중이나 심근경색 등이 생기는 시기를 뒤로 밀치고 장수를 유지할 수 있는 것이다.

동맥경화를 일으키는 질병, 이를테면 고혈압증 등에 대해서 이미 앞에서 여러 번 언급했으므로 여기서 주로 생리적인 경화의 원인으로 생각되는 생활의 여러 조건에 대해 살펴보기로 한다.

(3) 영양과 동맥경화

동맥경화가 뇌출혈이나 뇌연화와 직접적으로 관련된다는 것은 다 아는 바다. 뇌출혈이나 뇌연화 등, 뇌의 혈액순환 고장으로 생기는 이러한 병을 뇌졸중이라고 하는데 이것은 한국을 비롯하여 일본 등 동양권 여러 나라에서 1980년대까지 약 30년 동안은 사망원인의 수위를 차지하고 있었다.

그런데 동맥경화를 생활환경면에서 보면 도시생활자가 농촌생활자보다 많고 경제면에서 보면 부유한 사람이 동맥경화가 많다고 보고되어 있다.

이에 대해서는 여러 가지 원인을 생각할 수 있는데 그 하나로 영양섭취, 즉 식사의 질 및 양과 동맥경화와의 관계가 중시되고 있다.

동맥경화의 직접적인 원인은 혈관의 내벽에 콜레스테롤이 침착함으로써 생긴다는 것도 이미 여러 번 설명했다. 이 콜레스테롤은 동물성지방에 많은 물질이며 식품으로는 계란노른자위나 버터 등에 많다. 따라서 이런 식품을 영양으로 너무 많이 섭취하면 혈액중의 영양분에도 콜레스테롤이 많이 포함되게 되어 그 농도가 높아진다.

이 콜레스테롤이 오랜 동안에 걸쳐 혈관내벽에 침착한다든가 또는 질병 등 원인으로 혈관내벽에 침착하여 동맥경화의 원인을 만든다.

물론 계란노른자위를 하루에 3개, 또는 버터를 하루에 10g섯노 섭취했다 해서 혈액중에 금방 콜레스테롤이 붙어나는 건 아니다.

식사의 질(質)과 양(量)

계란노른자나 버터 등 동물성지방 식품에는 많은 콜레스테롤이 들어 있지만 우리들은 평소에 계란노른자위와 버터만을 먹고 있는 것은 아니다. 우리들의 혈액중 콜레스테롤은 버터, 계란노른자위, 육류에 포함돼 있는 비율이 약 20%이고 나머지 80%는 자신의 몸속에서 합성된 콜레스테롤이다.

즉 모든 식품, 이를테면 쌀을 주체로 하는 당질(糖質), 또 육류나 기타의 단백질 모든 남아도는 칼로리는 지방이 되어 그것이 콜레스테롤을 합성할 수 있다.

이상의 사실에서 우리들의 식사는 버터나 계란 노란자 같은 콜레스테롤이 많은 식품의 과잉섭취 뿐만 아니라 쌀이나 그밖의 당질 식품의 섭취량도 콜레스테롤 합성에 영향을 끼쳐 동맥경화와 관계되는 것이다.

성인이 하루에 소요하는 칼로리는 2500kcal가 표준이다. 그러나 20세 안팎의 청년, 특히 심한 운동을 하는 젊은이라면 4000kcal 이상을 필요로 하고 별로 운동을 하지 않아도 3000kcal는 필요로 하는 것이 보통이다.

이에 반해 40세가 넘어 노년기를 향하는 사람은 그 운동량을 보아서 젊은이들과는 비교도 되지 않을 만큼 필요 칼로리가 줄어간다. 60세가 되면 하루 소요 칼로리는 2000~2200kcal면 충분하다.

그러나 실제로는 40세를 지나 50세, 60세가 되어도 젊은이들과 별로 다름없는 양의 식사를 하는 사람이 많다. 그래서 식욕 있는 것이 건강하다는 증거라고들 하지만 이것은 분명 칼로리의 과잉섭취이다.

칼로리를 과잉섭취하면 그 남아도는 칼로리는 지방이 되어 몸안의 여러 곳에 침착한다. 그 결과 이른바 호박살이라고 하는 비만이 된다. 동시에 혈액중 혈청콜레스테롤의 양을 늘린다. 콜레스테롤치가 높아지면 심근경색을 일으키기 쉽다는 것은 앞에서 여러 번 언급했다. 또 비만이 심장의 부담을 크게 한다는 것은 일반적 상식이 되어 있다.

중년 이후에 너무 몸이 불어난다든가 혈압이 표준 이상으로 높은 사람은 일단 동맥경화를 의심해볼 필요가 있으며 전문의와 상의해서 필요하다면 식사에 대해 특별한 주의를 해야 한다.

(4) 운동부족과 동맥경화

동맥경화에 평소의 식사의 질과 양에 밀접한 관계가 있다는 것은 이미 앞에서 말한 바 있는데 운동부족도 이와 관련하여 동맥경화를 다그치게 된다.

즉 영양이나 칼로리를 지나치게 섭취하고 운동은 제대로 하지 않는 경향이 현대인의 생활, 특히 도시생활자들에게 늘어나고 있다. 교통에는 자동차를 이용하고 계단도 엘리베이터나 에스컬레이터에 의존하여 다리를 쓰는 일이 적어졌다. 이것만으로도 교통수단이 발달하지 않던 시대의 사람들과는 운동량에 있어서 큰 차이가 있다.

별로 운동하지 않고 영양과 칼로리를 충분히 섭취하고 있으면 살이 찌고 비만해진다는 것이 요즘 문제화되는 비만아(肥滿兒)의 증가의 예를 보아도 분명하다. 프로야구선수가 시즌오프에 체중이 늘고 권투선수 역시 시합 때마다 체중 감량으로 골치를 앓는다는 것은 잘 알려진 사실이다. 그리고 남아도는 칼로리가 동맥경화를 촉진한다는 것은 이미 설명한 대로다.

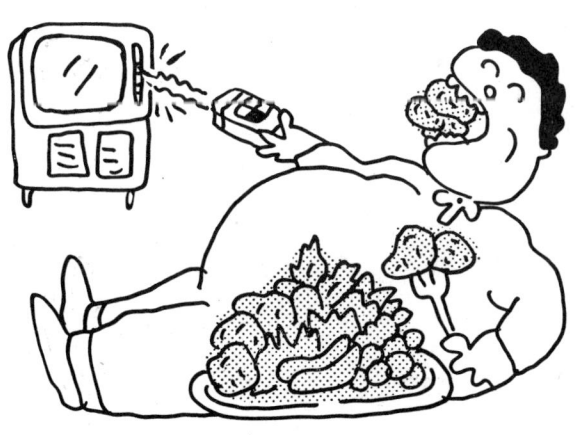

영양과잉과 운동부족을 피한다

동맥경화를 늦추려면 운동부족이 되지 않도록 꾸준히 몸을 움직이는 일, 특히 다리를 많이 써서 비만을 막아야 한다. 그리고 이 운동은 어디까지나 꾸준히 계속하는 것이 중요하며 굳이 스포츠를 하지 않더라도 걷기나 줄넘기 등 누구나 어디서나 할 수 있는 것으로 생활화해야 한다.

3. 동맥경화와 뇌졸중

(1) 뇌졸중

흔히 뇌졸중이라고 하는 것은 뇌의 급격한 혈액순환장애 때문에 갑자기 의식을 잃는 상태를 말한다.

이와 같은 뇌졸중을 일으키는 뇌질환으로 뇌출혈, 뇌연화, 거미막하출혈 등을 들 수 있다. 그리고 이러한 뇌졸중의 주요원인이 되고 있는 것이 동맥경화증이다.

즉 동맥경화가 진행하면 그 종착역은 동맥이 막혀 혈액이 흐르지 못하게 되든가 동맥이 터져버리든가의 어느 한 가지다. 이 중에 한 가지만 생겨도 직접 생명을 위협하는 상태가 된다. 현재 한국을 비롯하여 일본 등 동양권 여러 나라의 사인별(死因別) 사망자수의 첫째와 둘째를 차지하고 있는 것이 뇌졸중이라는 것이 각종 통계에 나타나고 있다.

(2) 뇌출혈

연령적으로는 45~60세 정도에 많고 비만형인 사람에게서 생기기 쉽지만 요즘은 깡마른 사람에게도 이런 뇌출혈 현상이 있다.

유전인 경우도 있다. 평소에 혈압이 높은 사람에 많은데 여기서 정신적인 과로가 겹쳐서 갑자기 발작하여 의식을 잃는 수가 있다.

이와 같은 뇌출혈은 경화한 뇌동맥이 터져서 혈액이 뇌 속으로 흘러드는 상태이며 그 때문에 뇌의 기능이 장애를 일으켜 의식을 잃거나 운동이나 언어장애, 그밖의 신경의 마비를 가져온다. 이것을 흔히 뇌일혈(腦溢血)이라고도 한다.
　이러한 반신불수(半身不隨)나 언어장애는 어느 정도는 회복이 가능하지만 6개월 내에 회복하지 않으면 회복 가능성이 적어진다.

(3) 뇌연화(腦軟化)

　경화한 뇌동맥의 혈관 속을 혈액이 흐르지 않게 되면 뇌의 조직은 영양분을 취할 수 없게 되어 그 부분의 세포가 죽어버린다. 그때문에 뇌의 조직이 부드러워져서 버터처럼 변해 버린다. 이것을 뇌연화라고 하는데 여기에는 뇌혈전(腦血栓), 뇌전색(腦栓塞) 등이 원인이 된다. 모두가 위에서 말한 뇌출혈과 같이 뇌졸중을 일으킨다.

뇌혈전

　고혈압자에게 많다. 뇌의 혈관 속에 혈액의 덩어리가 생겨 혈관이 막히는 것이 원인이다. 그래서 뇌의 조직이 연화되는 것이다.
　증상으로는 두통, 구토, 현기증, 반신불수 등이 나타난다. 뇌출혈만큼 갑자기 생기지 않고 증상이 서서히 나타난다.
　의식(意識)은 비교적 완전하고 언어장애가 생기지 않는 수도 있다. 두통이나 구토 등도 일반적으로 그다지 심하지 않으며 수액(樹液) 인에 혈액이 흘러드는 일은 없다. 반신불수나 언어장애가 생기고 그 회복은 뇌출혈보다 나쁜 수가 많다.

뇌전색

　노인은 물론이고 젊은층에도 있다. 심장에 있는 판막증(瓣膜症) 등으로 여기에 생긴 혈액 덩어리가 뇌로 흘러들어가서 혈관을 막아버리기 때문에 생긴다. 갑자기 생기는 수가 많고 증상은 뇌혈전과 같다.

(4) 거미막하출혈

　종종 신문의 사망기사에서 이런 이름의 병을 볼 수 있다. 뇌의 표면에 있는 거미줄 같은 막, 즉 거미막이라는 뇌막(腦膜)의 혈관이 터져서 혈액이 수액(樹液 : 골수) 속으로 흘러드는 병이다. 그 때문에 심한 두통과 함께 의식장애를 일으킨다. 그러나 보통 손발의 마비는 생기지 않으며 비교적 일과성(一過性)인 것이어서 치료하기에 따라 낫는 수도 많은데 종종 재발하여 사망하는 수도 있다.

4. 뇌졸중의 대책

(1) 발작에 대한 경계

뇌졸중은 한번 발작하면 재기불능이 되기 쉽다. 그러나 처치 여하에 따라 운동이나 언어 등, 일상생활에 별로 지장이 없을 정도로 회복하는 예도 많지만 완전히 발작 전으로 돌아갈 수는 없다.

그 때문에 평소의 혈압이 표준보다 높은 사람 가운데는 자기도 언젠가 뇌졸중이 되지 않을까 하는 불안 속에서 노이로제 상태에 빠지는 사람도 있다.

그러나 뇌졸중은 고혈압 때문에 생긴다기 보다는 동맥경화 때문에 생기는 병이다. 동맥이 건전하다면 비록 고혈압이라도 뇌졸중이 될 위험은 없다.

이에 반해 동맥경화가 있는 사람은 살아 있는 한, 언젠가는 뇌졸중에 걸릴 운명에 있다. 그러므로 동맥경화가 생겼다고 생각되는 사람, 이를테면 노령(老齡)으로 혈압이 높은 사람이나 부모중 누군가가 뇌졸중으로 넘어진 예가 있는 사람은 일상생활에 있어서 발작에 대한 경계가 필요하다.

(2) 뇌졸중의 조짐

뇌졸중은 자기도 모르는 사이에 갑자기 생기는 것처럼 보이지만 실제로는 오랜 동안에 걸쳐 점점 병변이 진행되어 끝에 가서 폭발하는 것이다.

따라서 주의만 하면 뇌졸중의 조짐으로 의심되는 징후를 발견할 수 있다. 그래서 증상의 진행과정의 어딘가에서 뇌졸중의 조짐을 알고 이에 대한 안전의 조치를 해두면 뇌졸중을 미리 막거나 그 시기를 늦출 수 있다.

뇌졸중의 조짐 가운데 주요한 것은 다음과 같다.

첫째는 혈압이 갑자기 올라서 그것이 쉽게 내려가지 않는 상태가 계속된다. 혈압은 변동이 많은 것으로서 항상 같은 값(値)을 나타내는 것이 아니며 그 사람의 심신의 컨디션에 따라 높아지기도 하고 낮아지기도 한다.

그리고 이 고저(高低)의 폭이 비교적 작은 사람은 일반적으로 건강체이고 크게 변동하는 사람은 혈압의 이상을 가져올 원인을 가지고 있는 것이다. 이를테면 동맥경화 같은 것도 그 하나이다.

또 일시적인 혈압의 상승은 그 상승의 원인이 제거되면 혈압도 그전 상태로 돌아온다. 이를테면 심한 운동을 하면 혈압은 몹시 상승하는데 운동을 멈추고 쉬게 되면 곧 혈압은 제자리로 돌아온다.

이에 반해 혈압이 갑자기 높아져서 안정을 취해도 제자리로 돌아오지 않는 것은 혈압을 올리고 있는 원인이 쉽게 해소되지 않을 성질의 것임을 말해준다. 즉 동맥경화는 그 원인의 대표적인 것으로 동맥경화가 있으면 언젠가는 뇌졸중을 일으키므로 고혈압은 뇌졸중의 조짐의 하나로 볼 수 있다.

물론 고혈압이 꼭 뇌졸중으로 이어지는 것은 아니지만 고혈압이 있으면 곧 전문의에게 동맥경화의 유무를 조사하도록 해야 한다.

둘째는 최저혈압이 높고 신장의 활동이 나빠졌을 때는 뇌졸중의 위험이 더 많아진다. 고혈압증을 문제로 할 경우, 흔히 최고혈압이 표준보다 높으므로 고혈압으로 생각하여 괜히 걱정을 하는 사람도 있는데 최고혈압은 변동이 심하고 그 폭도 크므로 별로 거기에 크게 신경쓸 필요는 없다.

이에 비해 최저혈압은 별로 변동이 없고 게다가 그 변동이 적은 최저혈압이 표준보다 월등하게 높은 상태라면 진단상 매우 중요한 의미를 갖게 된다.

악성고혈압인 경우에는 신장장애를 수반하는데 이 악성고혈압에서는 최저혈압이 높은 것이 특징이며 때로는 160mmHg 이상이 될 때도 있다.

이와 같이 최저혈압이 높으면 악성고혈압의 의심도 있으므로 이것을 그대로 두면 요독증(尿毒症)의 원인이 된다.

요독증이 생긴 뒤로는 치료에 큰 기대를 할 수도 없으므로 최저혈압이 높은 사람은 전문의에게 신장검사를 하도록 하여 적당한 처치를 해 둘 필요가 있다.

셋째는 안저출혈(眼底出血)이다. 안저에 출혈이 있다는 것은 뇌출혈의 조짐이라고 해도 과언이 아니다. 안저출혈은 고혈압 이외의 원인으로 생기는 수도 있으나 평소부터 혈압이 높은 사람이 안저에 출혈이 있을 때는 동맥경화인지도 모르니 그 정도에 따라 경계가 필요하다.

위의 여러 가지 증상 외에도 자각증상으로서 다음과 같은 것을 뇌졸중의 조짐으로 들 수 있다.

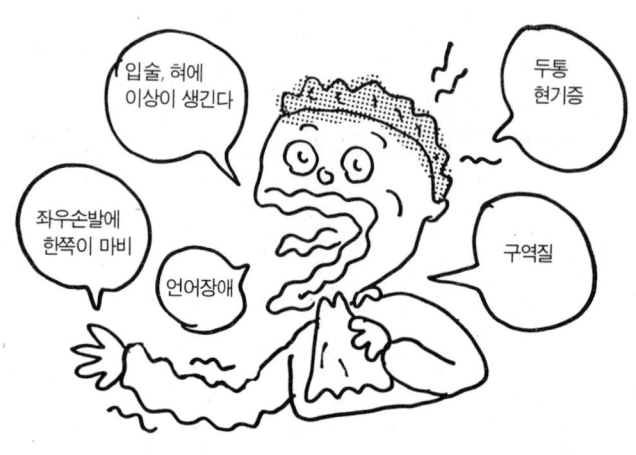

뇌졸중의 조짐이 되는 자각증상

(ⅰ) 좌우 어느 한쪽의 손발이 저리거나 마비된다.
(ⅱ) 입술이나 혀에 이상을 느낀다.
(ⅲ) 두통, 현기증 등이 가끔 나타난다.
(ⅳ) 언어장애가 생긴다.
(ⅴ) 구역질이 난다.
　고혈압자로서 위와 같은 자각증상이 있을 경우에는 곧 전문의의 진단을 받아야 한다.

5. 뇌졸중의 처치와 간호

(1) 발작 직후
　뇌졸중은 겉보기로는 갑작스럽게 나타난다. 이제까지 별다른 이상이 없던 사람이 어느 날 갑자기 의식을 잃고 넘어지거나 손발이 굳어지고 입이 비뚤어지거나 말이 잘 안되는 상태에 빠진다.
　그러므로 주위 사람들이 크게 놀라서 환자의 몸을 마구 흔든다든가 큰소리를 질러 의식을 되돌리려 하거나 환자를 딴곳으로 옮겨 가는 예가 있다.
　그러나 이것은 뇌졸중에는 가장 좋지 않은 응급처치다. 뇌졸중에 의한 사망은 현재 사인별(死因別) 사망자수의 제2위에 올라 있다 하지만 뇌졸중을 일으켰다 해서 꼭 죽는 것만은 아니다. 치료만 잘하면 생명을 건지는 것은 물론이고 어느 정도까지 회복할 수도 있으며 사회복귀(社會復歸) 하는 예도 많다.
　그러기 위해서는 발작을 일으킨 직후의 처리가 가장 중요하다. 이 시기에 잘못하면 엉뚱한 결과를 가져오게 된다.

(2) 절대 안정
　뇌졸중 발작이 생겼을 때는 원칙적으로 환자를 절대 안정시켜야 한다. 당황해서 환자를 흔든다든가 큰소리를 지른다면 증상을 악화시킬 수 있다.

다만 뇌졸중 발작은 언제 생길지 모르며 발작을 일으켰을 때도 처치하기가 불편한 곳일 경우가 많다. 이를테면 목욕탕이라든가 화장실, 노상(路上), 회의장 등, 갑자기 뇌졸중을 일으키는 예가 많다.

이럴 때에도 절대로 환자를 움직여서는 안된다는 점에서는 여러 가지 문제가 있다. 곧 의사의 진찰을 구할 수 있는 장소라면 그대로 두어도 되지만 그렇지 않은 곳이라면 다른 적당한 곳으로 옮기고 나서 의사를 기다린다든가 구급차로 병원으로 실어간다든가 하는 임기응변의 조치가 필요하다.

(3) 환자를 운반할 때

위에서도 말했듯이 뇌졸중으로 넘어진 곳이 변소라든가 목욕탕이나 혹은 정원 같은 데라면 우선 거실이나 침실로 환자를 옮길 필요가 있다.

이때 특히 주의해야 할 것은 환자의 목의 위치다. 목을 구부리고 머리부분을 낮게 움츠린 부자연스러운 상태라면 조용히 환자의 몸을 움직여서 목이 자연스런 상태가 되도록 해야 한다. 머리부분은 약간 높게 해주고 얼굴은 옆을 향하도록 한다.

또 환자의 턱을 위로 쳐들고 옮기는 것이 좋으며 환자의 턱에 두 손을 받치고 들어올리면 심하게 코를 골 경우에도 코를 골지 않게 되고 호흡도 편해진다.

그리고 환자를 운반하는 거리가 멀 경우, 예를 들어 작업중에 넘어져 병원으로 실어갈 경우에는 반드시 의사의 지시를 따라야 한다.

(4) 옷을 풀어준다

뇌졸중으로 넘어진 직후의 환자는 정장을 했다든가 작업복 차림일 경우가 많으므로 이 경우에는 조용히 옷을 풀어주고 몸을 편하게 해주어야 한다. 허리띠, 넥타이 등 몸을 조이는 것은 모두 풀어

주어야 하며 경우에 따라서는 와이셔츠나 바지 같은 것을 가위로 잘라내도 된다.
그리고 환자를 누인 곳에는 사람들을 자주 출입시키지 말아야 하며 너무 밝지 않도록 커텐 같은 것으로 햇빛을 가려야 한다.

(5) 얼굴빛을 주시한다

뇌졸중은 뇌출혈과 뇌연화가 있다는 것은 앞에서 말한 바 있다. 같은 뇌졸중 발작이라도 이 2가지의 경우는 각각 그 응급처치법이 다르다.

그래서 우선 발작이 왜 생겼는지를 알 필요가 있다. 간질(癎疾)도 발작을 일으켜 의식을 잃는데 이것은 곧 자연히 회복되므로 문제가 없지만 뇌출혈인지, 뇌연화인지를 간단히 구별하려면 환자의 얼굴빛을 잘 관찰해야 한다. 얼굴빛이 홍조(紅潮)를 띠고 있으면 뇌출혈이고 창백하면 뇌연화이다.

여기에는 물론 예외도 있다. 또 뇌연화는 고령 특유의 병이므로 환자의 연령도 참고가 된다. 40대나 50대가 뇌졸중을 일으켰을 경우, 뇌연화는 없으므로 우선 뇌출혈로 보아야 한다.

뇌출혈로 생각될 경우에는 마비된 손발과 반대쪽 머리부분을 젖은 타올로 식혀준다. 즉 오른쪽 손발이 마비됐으면 왼쪽 뇌에 출혈이 있는 것이므로 그 부분을 식혀준다.

뇌연화의 경우에는 식힐 필요가 없다. 또 머리의 위치를 높게 해 줄 필요도 있다.

(6) 경련(痙攣)의 처치

뇌졸중으로 넘어진 환자가 몸을 경련하거나 몹시 몸살을 할 때는 주위에 있는 사람들이 이를 눌러 주어야 한다. 몸을 움직이게 되면 뇌출혈의 양이 많아지기 때문이다.

경련이 있을 때는 혀를 물 위험이 있으므로 젓가락을 거즈 같은 걸로 싸서 물리도록 한다.

(7) 구토(嘔吐)의 처치

뇌졸중에서는 환자는 먹은 것을 모두 토해내는 수가 많다. 이 구토는 별로 좋지 않은 증상으로서 구토가 없는 환자에 비해 위험도가 더 크다는 것을 말한다.

환자가 구토할 경우에는 완전히 내밀지를 못하고 입안에 남아 있는 것을 다시 삼키는 수가 있는데 이때는 식도로 들어가지 않고 기관(氣管)으로 들어가 숨을 막아 질식하는 수가 있다. 비록 질식하지 않더라도 숨쉬기가 어렵게 되어 용태를 악화시킨다. 그래서 구토가 있을 때는 목을 옆으로 숙이게 하여 토하기 쉬운 체위(體位)로 해준다.

또 구토를 계속하는 환자를 움직이는 것은 금물이다. 움직임으로써 구토를 더 심하게 하고 음식물이 기관으로 들어가는 계기가 된다. 그리고 토한 것이 환자의 입안에 남아 있을 때는 젓가락이나 탈지면을 써서 조용히 닦아내야 한다.

(8) 배변(排便)

배변, 배뇨(排尿), 지혈(止血)은 뇌졸중의 유효한 처치다. 그래서 관장(灌腸)을 하게 되는데 이때는 의사의 지시에 따라야 한다.

(9) 자극을 피한다

환자는 절대 안정을 해야 하므로 주위사람들이 환자를 자극하지 않도록 주의해야 한다. 이를테면 별실의 광선(光線), 소리, 문틈새에서 들어오는 외풍(外風) 등도 환자의 심신을 자극하는 수가 있으므로 방문에 커텐을 치고 전등 위치도 고치고 외풍을 막는 등 세밀한 주의가 필요하다.

또 문병객은 가족들이 접대하고 환자와의 면접을 피하며 가족들도 병실 출입을 삼가야 한다.

(10) 얼음주머니 사용

뇌졸중에서는 얼음주머니 사용에 대해 여러 가지 설이 있으나 뇌출혈 때는 식혀주고 뇌연화 때는 식힐 필요가 없다.

물론 의사의 지시에 따라야겠지만 만약 식힐 필요가 있을 때는 환자의 얼굴을 잘 관찰하고 될 수 있는대로 움직이지 않도록 해야 한다. 이때 한 사람은 환자의 머리 위치를 고정하고 또 한 사람은 얼음주머니를 움직여가며 식혀야 한다.

그리고 식히는 장소는 뇌출혈이 있는 곳을 중심으로 얼음주머니를 대준다. 또 주머니의 얼음이 녹게 되면 환자의 머리가 흔들려서 안정되지 않으므로 얼음을 자주 갈아주어야 한다.

(11) 찜질할 때

주로 뇌연화의 경우에는 더운물을 적신 타올이나 핫백(Hotbag)을 써서 찜질해준다. 겨울에는 뇌출혈환자에게도 이런 더운물 찜질이 필요한데 특히 발을 따뜻하게 해주어야 한다. 이때 환자는 의식이 없거나 몽롱하므로 뜨거운 것을 모르기 때문에 자칫하면 델 수가 있으니 온도를 적당히 조절하는 것을 잊지 말아야 한다. 핫백을 쓸 때는 모포로 싸서 발 가까운 곳에 두면 된다.

(12) 기저귀 사용

뇌졸중은 발작한 직후부터 대변이나 소변을 배설하는 수가 많다. 만약 배설물이 배설되지 않을 때는 의사의 지시를 받아 관장을 해서 배변, 배뇨의 방법을 강구한다.

이 경우, 환자는 의식을 잃거나 의식이 있어도 반신불수가 되므로 절대 안정을 요한다. 환자 스스로 대변이나 소변을 처리할 수 없기 때문에 따라서 신생아(新生兒) 때처럼 곁에 있는 사람이 처리해주어야 한다. 즉 기저귀를 써서 배변, 배뇨를 처리한다.

출혈이 멈추고 소강상태(小康狀態)가 되면 국부(局部)를 따뜻한 물이나 올리브유로 닦아서 청결하게 해준다. 여름 같으면 땀띠분을 묻

힌 기저귀를 채워준다.

(13) 보온(保溫)과 환기(換氣)

환자의 병실온도는 18~20℃를 유지하도록 조절한다. 여름에는 실내에서도 30℃가 되는 수가 있으므로 통풍(通風)에 주의해야 한다. 그때는 창문을 활짝 열고 강한 바람이 환자에게 쏘이는 것은 좋지 않으므로 이점에도 주의해야 한다. 물론 환자 가까이에 선풍기 같은 것을 두는 것은 절대금물이다.

겨울에는 난방이 필요하다. 난방기구를 사용한다면 전열기가 좋다. 가스난로는 자칫 가스가 새는 수가 있으므로 위험하고 화롯불은 탄산가스가 생겨 실내 공기를 나쁘게 한다. 만약 탄불을 써야 할 때는 밖에서 완전히 불을 일으켜 실내로 들여놔야 한다.

춥다고 해서 실내온도를 너무 올리면 오히려 환자의 기분을 나쁘게 한다. 또 공기가 너무 건조하지 않도록 주전자의 물을 끓여 김을 내거나 가습기를 쓰면 된다. 그리고 종종 창문을 열어 환기에 주의해야 한다.

(14) 병실의 청소

병실은 항상 깨끗이 해두어야 한다. 그러나 환자가 있으므로 청소방법에 신경을 써야 한다. 먼지털이로 먼지를 터는 것은 절대금물이다. 될 수 있으면 전기청소기를 쓴다든가 걸레를 써서 먼지를 훔쳐내도록 해야 한다.

꼭 먼지를 털어내야 할 때는 환자의 얼굴을 엷은 헝겊으로 덮고 빗자루로 쓸어내야 한다.

(15) 신체의 청결

뇌졸중으로 넘어진 직후부터 1~2주일은 환자의 몸을 움직이는 것은 금물이므로 어느 정도의 더러움은 참아야 한다.

경과가 좋아서 의사의 허락을 받고난 뒤에 환자의 몸을 닦아주어야 한다. 이 경우에는 몸 전체를 한꺼번에 씻으려들지 말고 손, 발, 몸통 등 부분별로 조금씩 여러 날에 걸쳐 씻어주어야 한다. 그리고 씻는 데 너무 시간을 들이지 말아야 한다. 특히 겨울철에는 감기들지 않도록 주의하며 날씨가 좋은 날을 골라서 씻어주도록 한다. 목욕은 의사의 허락이 있을 때까지는 금해야 한다. 기분이 상쾌하다 해서 의사의 지시가 없는데도 목욕을 시키면 병세를 악화시킬 수 있다.

(16) 와창

뇌졸중으로 넘어지면 비록 경증이라도 오래도록 병상에 누워 있어야 한다. 게다가 반신불수이기 때문에 맘대로 몸을 움직일 수도 없고 같은 자세로 누워 있어야 한다. 그래서 바닥에 닿는 피부가 헐게 된다. 이러한 것을 와창(臥瘡)이라고 한다.

와창(臥瘡)은 처음에는 바닥에 닿은 곳만 헐지만 심해지면 화농(化膿)하거나 패혈증(敗血症)을 일으키므로 주의가 필요하다.

와창을 방지하려면 발작으로 넘어진 며칠 후, 출혈이 멈추는 걸 기다려서 환자의 자세를 바꿔준다. 이때 주의해야 할 것은 두 사람이 협동해서 환자를 돌보는 일이다. 먼저 방석을 둘로 접어서 환자의 등어리에 괴고 환자를 반듯이 눕힌다. 다음에는 방석을 왼쪽 밑으로 약간 내렸다가 오른쪽 아래로 내려가며 여러 시간마다 자세를 바꿔간다.

또 침구가 적당치 않을 때도 와창을 일으키는 원인이 되므로 침구는 부드럽고 가벼운 것을 쓴다. 요는 아래에 매트리스를 깐다든가, 두 장을 겹쳐서 깔면 되며 호청의 주름도 와창을 일으키므로 반듯이 펴도록 한다.

그리고 잠옷의 주름이나 실밥 등도 와창을 생기게 하므로 주의해야 하며 몸이 너무 더러워져 있을 때도 와창의 원인이 된다. 한번 와창이 생겼으면 빨리 처치를 해야 한다. 와창이 생기기 쉬운 곳은 허리, 어깨, 엉덩이, 발뒤꿈치 부분이다.

이 부분의 피부가 빨갛게 되어 있으면 소독용 알코올이나 옥시풀로 맛사지하고 파우더를 발라주면 된다.

표피가 벗겨져서 헐었을 때는 그 언저리를 올리브유로 닦아주고 아연화 연고(亞鉛華軟膏)를 바르고 그 위를 거즈로 덮고 체중이 걸리지 않도록 조심해야 한다.

(17) 환자의 식사

뇌졸중으로 넘어진 직후의 며칠 동안은 굳이 음식물을 제공할 필요는 없다. 의사가 포도당이나 링겔 등을 주사하여 영양과 수분을 보급한다. 환자가 음식물을 요구하게 되면 반드시 의사와 상의해서 제공하도록 한다.

환자의 식사는 이유기(離乳期)의 어린이 식사에 준한다. 즉 우유, 미음, 과즙, 스프, 죽 같은 유동식(流動食)부터 반유동식으로 바꿔가다가 점점 보통식으로 돌려간다.

이러한 식사요법에 대해서는 다음에 더 상세히 살펴보기로 한다.

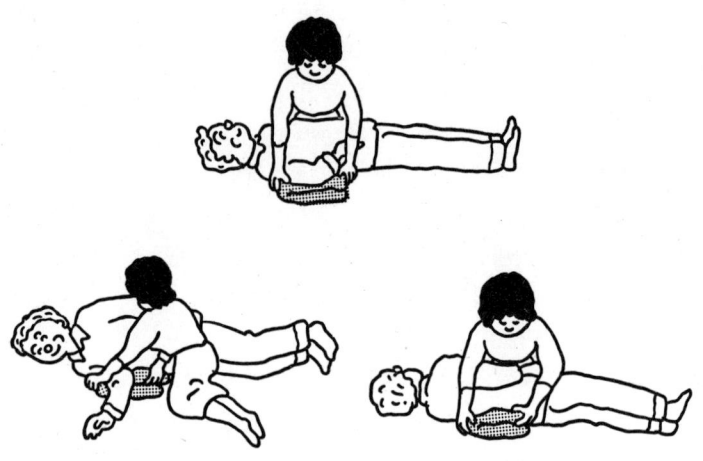

와창방지를 위한 몸 움직이기

제 3 부
고혈압과 일상생활

제1장 식생활상의 유의점

1. 현대병(現代病)으로서의 고혈압증

(1) 바쁜 현대인

현대의 생활은 일에서나 대인관계에서나 모두 복잡다양해서 바쁘기만 한 것이 큰 특징이다.

그래서 일상생활에 여러 가지 무리가 겹쳐 심신에 피로가 쌓여 신체의 균형이 깨지기 쉽다.

겉으로 보기에는 옛날 사람들은 밤낮 부지런히 일하며 쉬는 날은 기껏 1년에 며칠 정도였는데 현대인들은 일요일이면 쉬고 봉급생활자들은 1주일에 두 번 쉬는 곳도 있으니 현대생활 쪽이 훨씬 편하다고 말하는 사람도 있다.

육체적인 작업면에서는 물론 현대생활이 일하는 시간이 적다. 하지만 피로의 정도는 꼭 일하는 시간과 정비례하지 않는다.

또 쉬는 날은 있어도 그것이 곧 휴양과 이어지지 않는 수가 매우 많다. 레저 생활을 즐기려다가 오히려 피로만 더하는 것이 현대인의 일반적인 생활태도이기도 하다.

한편 인간의 질병면에서는 불치(不治)로 일컬어지던 여러 가지 병들이 암(癌)을 제외하고는 거의 고칠 수 있게 되었다. 전염병 같은 것은 문명국에는 거의 소멸했다고 하며 발생수도 격감하고 있다.

그런데 고혈압증, 심장질환, 뇌졸중, 암 등에 의한 사망률은 다른 병에 의한 사망률만큼 줄어들지 않고 있다. 오히려 다른 병인(病因)에 의한 사망률이 줄어든 만큼 상대적으로 순위는 오르고 있다.

게다가 이러한 병들은 문명이 발달하고 생활수준이 높은 사회에 많은 경향이 있다. 그렇기 때문에 고혈압, 심장질환, 뇌졸중, 암, 당뇨병 등을 현대병이라는 문명병으로 부르는 사람도 있다.

(2) 평균수명의 신장(伸張)

현대인에게 왜 고혈압이 많은가라는 문제에 대해서는 여러 가지 이유가 있다.

그 하나는 의약(醫藥)의 진보로 인간의 평균수명이 늘었다는 점이다. 각종 통계에 따르면 요 10년 사이에 인간의 평균수명은 놀랍도록 늘고 있다. 그리고 이것은 세계 도처에서 나타나는 현상인데 특히 신약(新藥)이나 신치료법 개발 등, 의료 진보의 혜택을 많이 받고 있는 선진국에 두드러진 경향이다.

고혈압이 체질의 유전으로서 나타나는 예가 많은 것은 물론이지만 연령적으로는 중년 이후에 특히 많아진다는 것은 통계가 말해주고 있다.

따라서 본태성고혈압이라도 사고사(事故死)나 그밖의 원인으로 젊어서 사망했을 경우에는 고혈압증이 나타나지 않는 수도 있다.

이에 반해 노인이 되면 일반적으로 혈압이 높아져서 본태성고혈압자는 고혈압증상을 나타내게 된다. 또 동맥경화도 나이와 함께 진행되며 암도 또한 그렇다.

이상과 같은 이유에서 인간의 평균수명이 늘어나면 고혈압, 뇌졸중, 암 등에 의한 사망자가 상대적으로 불어나는 것은 당연하다.

(3) 미개지(未開地)에는 적은 고혈압

고혈압이 현대병이자 문명병이라고 불리우는 이유의 하나에 미개지 주민들에게는 고혈압이 거의 나타나지 않는 것을 들 수 있다.

이를테면 에스키모나 흑인 등에는 얼마전까지도 고혈압이 없는 것으로 알려졌었다. 이것은 주로 식생활에서 온 경향인데 또한 일상생활의 복잡성이나 다망성(多忙性)의 유무와도 관련이 있다는 것이다.

즉 에스키모는 과거에는 식염(食鹽)을 일체 섭취하지 않았었는데 요즘은 식염을 먹고 있으며 흑인도 유럽인의 식생활을 받아들이고 있는 등, 이른바 근대화하고 있음이 지적된다.

다음은 스트레스 문제를 들 수 있는데 인간의 몸은 정신적·육체적 자극을 받으면 내부에 무리가 생겨 내부의 밸런스가 깨진다. 이것이 스트레스다.

이 스트레스가 해소되지 않고 지속되면 신체의 방위기구(防衛機構)에 파탄을 가져와서 고혈압을 비롯하여 동맥경화, 위궤양, 류머티즈, 그밖의 갖가지 질병의 원인이 된다고 한다.

이와 같은 스트레스를 불러오는 것으로 추위나 더위 등 기상조건, 빛, X선, 탄산가스, 알코올, 영양불량, 전염병, 상처 등이 있으며 또 불안, 불화, 고민, 초조 등 정신적인 자극도 영향을 미친다. 즉 이러한 자극들이 축적되면 체내의 호르몬계(系), 자율신경계의 활동이 흐트러져서 그로 인해 여러 가지 병변이 생기는 것으로 보고 있다.

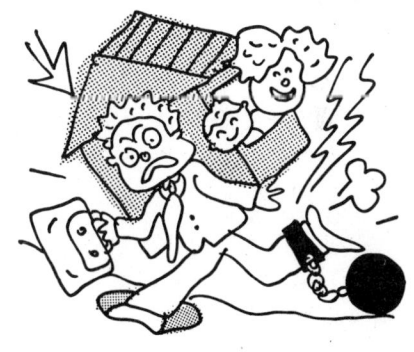

스트레스는
고혈압의 원인이 되기 쉽다

2. 식생활상 유의점

(1) 식사와 고혈압

미식(美食)은 고혈압이 되기 쉽다든가 육식(肉食)은 고혈압에 좋지 않다고 말하는 사람이 있다. 이것은 꼭 그렇다고는 말할 수 없으나 전혀 근거없는 설도 아니어서 고혈압과 식생활 사이에 밀접한 관계가 있다는 데는 이론이 없다.

식사는 우리들의 생명을 유지하는 데 없어서는 안되는 것이다. 우리들은 식사에 의해 영양과 칼로리를 보급하고 있는데 이 영양의 밸런스가 깨지면 건강이 해쳐진다. 또 칼로리의 과잉섭취가 비만의 원인이 되어 비만이 심장의 부담을 크게 한다는 것이나 지방이 동맥경화를 다그치는 것 등은 이미 앞에서 자세히 설명한 바 있다.

따라서 식생활과 고혈압과의 관계는 다른 질병의 경우와 달리 매우 중요한 관계를 갖는다고 말할 수 있다.

(2) 조식(粗食)은 혈압을 내린다

제2차 대전중부터 전쟁후 수년 동안은 일본인의 평균혈압치는 저하하여 뇌출혈로 죽는 사람이 격감했다고 한다. 이것은 비단 일본 뿐만 아니라 식량사정이 나빴던 나라에서도 같은 현상이 기록되고 있다.

또 비만체(肥滿體)이고 고혈압인 사람이 식사량을 줄여 체중을 줄이면 혈압도 표준치에 가까워진다는 것을 많은 실례가 증명하고 있다.

그런데 전쟁후 반세기 가까운 요즘 일본인들의 식생활은 선진국의 수준에 가까워져서 전쟁전에 비하면 두드러지게 개선되어 있다. 전쟁중이나 종전 직후와 현재를 비교하면 하늘과 땅 사이가 되어 버렸다.

한편 고혈압이나 동맥경화도 식생활의 변천과 함께 전쟁후는 증가일로에 있다. 이와 같이 식생활의 변천과 고혈압 및 동맥경화의 증감이 서로 맞먹고 있다는 것은 결코 우연이 아니라 필연적인 것이다.

이것을 단순하게 표현하자면 조식(粗食)을 하면 살이 빠져 혈압이 내리고 미식(美食)은 살찌게 하여 고혈압이 된다고 말할 수 있다.

다만 조식이 고혈압을 예방한다는 것은 앞에서 말한 실례가 말해 주지만 반면에 영양불량 혹은 영양실조를 일으키기가 쉽다는 것도 사실이다.

그러므로 혈압을 내리는 데만 얽매여 영양불량이 되는 식생활을 한다면 고혈압보다 더 나쁜 결과를 가져온다. 영양가 있는 식품을 적당하게 섭취하고 과식하지 않는 것이 올바른 식생활이며 그것이 곧 고혈압의 예방이 되는 것이다.

(3) 체중의 증감과 식사와의 관계

신장이 같을 경우, 체중은 비만한 사람이 무겁고 야윈 사람이 가볍다는 것은 누구나 다 아는 사실이다.

고혈압은 야윈 사람에게도 있지만 일반적으로는 뚱뚱한 사람에게 많다. 그리고 비만 고혈압자가 감식(減食)을 하여 체중을 줄이면 혈압치가 떨어지는 것이 사실이다. 물론 감식 그 자체보다도 감식함으로써 식염(食鹽)의 섭취량이 줄게 되어 혈압을 내린다는 의견도 있다.

아무튼 비만이 심장의 부담을 크게 하는 것은 사실이다. 통계로는 중년 이후의 체중이 25세때의 체중을 웃돌게 되면 심장병에 의한 사망이 불어나고 거기에 비만과 고혈압이 겹치게 되면 동맥경화에 의한 질병 발생이 불어난다.

그래서 중년 이후에 갑자기 뚱뚱해지는 사람이나 표준체중을 현저하게 웃도는 사람은 건강 유지를 위해서는 체중을 줄일 필요가 있다. 뚱뚱하고 고혈압인 사람은 더욱 그렇다.

그런데 비만이라는 생리현상은 몸에 남아도는 지방이 고인 상태다. 그 남아도는 지방은 몸이 요구하는 에너지량을 초과하는 식사 때문에 생긴다.
　우리들의 체중은 지방 외에 뼈, 근육, 내장 등의 무게까지도 포함되어 있다. 뼈와 내장의 무게는 신장과 깊은 관계가 있어서 이 관계의 이상적인 값을 정해두면 이것을 기준으로 하여 각자의 체중이 많은가 적은가를 알 수 있다. 그 기준이 되는 체중을 표준체중이라고 하는데 다음과 같은 수치가 동양인의 경우 이상적으로 되어 있다.
- 남자 : [신장(cm)−100]×0.95kg
- 여자 : [신장(cm)−100]×1.05kg

　물론 키의 수치와는 다른 표준체중을 구하는 방법도 있다. 아무튼 표준이 되는 체중의 값을 10% 이상 초과하면 비만이며 10% 이상이 모자라면 야위어 있는 셈이 된다.
　특별히 근육을 쓰는 운동선수는 근육이 발달해 있기 때문에 표준보다 체중이 많은 수가 있는데 일반인의 경우는 체중이 많다는 것은 남아도는 지방이 고여 있음을 뜻한다.
　그런데 비만을 피하는 방법으로는 운동 등으로 몸의 에너지소비를 많게 하는 방법과 몸이 섭취하는 에너지를 적게 하는 방법이 있다.
　위의 2가지 방법 중, 운동에 의해서 비만을 피하는 방법으로는 일반인의 경우, 요즘 골프 같은 것이 유행하고 있다. 문제는 비만을 막는 데 어느 만큼의 효과가 있는가 하는것인데 소모하는 에너지는 260kcal이며 이것을 체중으로 환산하면 40g밖에 되지 않는다. 물론 골프는 산책보다는 에너지 소모가 크겠지만 운동 후 미식(美食)을 하게 되면 도로아미타불이다.
　따라서 체중을 줄이기 위해서는 아무래도 두번째 방법, 즉 몸이 섭취하는 에너지를 적게 할 필요가 있다. 그 전형적인 방법이 식사제한이다. 식사를 제한함으로써 칼로리의 과잉섭취를 피하고 남아도는 지방이 고이지 않게 하면 체중은 줄어든다. 다만 이 칼로리 제한은 오랜 동안의 식생활 습관을 바꾸는 일이므로 의지가 약해서는 실행할 수 없다.

(4) 쌀밥 편중은 해로운가?

우리는 쌀을 주식으로 하고 있다. 요즘은 빵으로 대용하는 사람도 많아졌다고 하지만 아직도 주식은 쌀이 되고 있다. 또한 우리는 옛부터의 미식주의(美食主義)를 버리지 못하고 있다.

이것을 단적으로 나타내는 예로서 단백질 식품의 섭취량을 들 수 있다. 영양의 종류별 섭취량을 보면 영양수준은 해마다 좋아지고 있는데 여전히 쌀이 차지하는 비율이 크다.

그리고 기상면(氣象面)으로 볼 때 고온(高溫)보다도 한랭(寒冷)이 혈압을 높인다는 것은 여러 가지 실험에 의해 증명되고 있다.

또 쌀이 많이 나는 지역에 고혈압자가 많다는 통계도 나타나 있다. 아무래도 쌀이 많이 나는 지방사람들은 쌀을 더 많이 먹기 때문에 고혈압자가 많은 것이지만 쌀밥만이 고혈압을 일으키는 원인은 될 수 없다. 쌀을 많이 먹게 되면 자연히 짠 음식을 먹게 되어 결국 식염 과잉섭취가 고혈압을 불러일으키는 것으로 보고 있는 것이

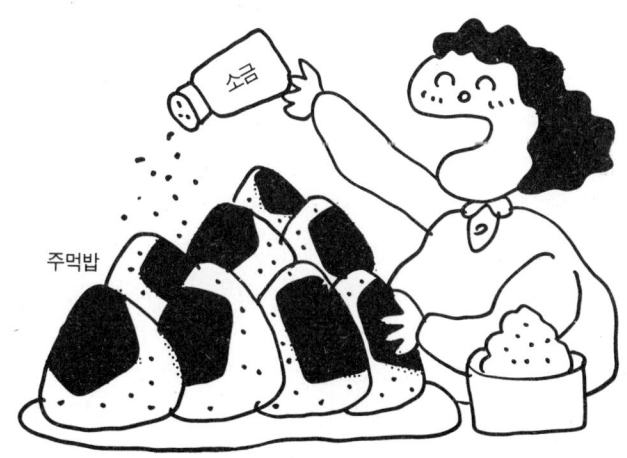

쌀과 소금이 원인인가

다.
 또 고혈압의 치료나 예방에 좋다는 식사요법의 하나에 켐프너식(食)이라는 것이 있다. 이것은 쌀밥, 과일요법이라고도 하며 쌀, 과일, 설탕을 주로 하는 식사다. 그 대신 소금은 일체 쓰지 않는다. 그리고 이 식사요법을 2개월 이상 계속하면 혈압이 내린다는 보고가 있다.
 이렇게 볼 때 쌀밥이 고혈압을 일으킨다는 설은 의심스러워진다. 오히려 원인은 쌀밥과 함께 먹는 소금의 양에 있는 것이 아닌가 하는 생각된다. 소금이 혈압을 올린다는 것은 실험 및 종래의 조사통계에 의해 이미 증명되어 있다.

(5) 식염(食鹽)의 제한
 위에서 말했듯이 쌀밥이 고혈압을 가져온다는 설은 요즘 와서는 별로 설득력이 없어졌다. 오히려 쌀밥과 함께 먹는 소금의 과잉섭취가 문제이다. 거꾸로 말하면 짠것을 먹으므로 쌀밥을 많이 먹게 되어, 결과적으로 칼로리의 과잉섭취가 비만 및 고혈압이라는 관계를 만들어낸다고도 볼 수 있는 것이다.
 이를테면 쌀이 많이 나는 지역에서는 하루의 식염섭취량이 26g이나 되는 집단이 있는데 반해 고혈압이 거의 없는 아프리카 원주민 집단의 하루 식염섭취량은 불과 5g 이하라고 보고되어 있다.
 식염은 나트륨과 크롬의 화학물질로서 이것이 우리들의 몸 속에서는 나트륨이온과 크롬이온으로 분해된다. 이 나트륨의 양이 몸 속에서 불어나면 혈관벽(血管壁)의 평활근(平滑筋)의 긴장을 높이거나 부신(副腎)을 자극하여 혈압을 높이는 원인이 되는 것이다.
 그리고 우리들이 식생활에서 섭취하는 나트륨은 식염 그 자체 외에 된장, 간장, 김치 등에도 많이 들어 있으며 어묵, 어란(魚卵), 건어물(乾魚物) 등에도 상상 이상으로 많은 염분이 들어 있다.

식염 제한의 정도
 식염 섭취량을 적게 하면 혈압을 어느 정도는 내릴 수 있다. 그러면 고혈압자는 어느 정도로 식염을 제한해야 하는가. 이것은 고혈압 증상의 정도에 따라 달라서 학자들 사이에도 여러 가지 설이 있다. 즉 하루 5g 이하면 된다는 학자도 있고 0.2g이 허용량이라고 말하는 학자도 있다.

그런데 무염식(無鹽食)을 했을 경우나, 하루에 6~8g의 감염식을 했을 경우에도 혈압을 내리는 효과는 거의 같다는 보고가 있다.

식사에서 전혀 식염을 섭취하지 않는다는 것은 우리들의 식생활 습관으로는 어려운 일이다. 또 무염식을 계속함으로써 오히려 증상을 악화시키는 것도 있다. 그래서 의사는 엄격하게 식염을 제한하는 것보다 환자의 증상에 따라 적당한 감염식을 오래 계속하게 하여 혈압을 내리는 방법을 지도하고 있다.

(6) 식품의 종류와 내용

우리가 식사에 사용하는 식품의 수는 대개 약 700가지가 된다고 한다. 이러한 식품들의 한 가지가 모두 영양소를 포함하고 있는 건 아니다. 따라서 영양의 밸런스가 취해진 식사, 즉 단백질, 당질, 지방의 필요량과 미네랄이나 비타민도 함께 충분히 섭취하기 위해서는 원칙적으로 될 수 있는대로 여러 가지 식품을 취하는 것이 바람직하다.

그런데 우리들의 식생활 실정은 식품의 수가 극히 적은 편이다. 섭취 총칼로리에 대한 곡류 칼로리의 비율은 해마다 떨어져가고 있지만 구미 선진국에 비하면 아직도 후진성이 분명하다.

그래서 이러한 식생활의 내용을 좋게하기 위해서는 단백질 섭취량을 늘림으로써 곡류 칼로리의 비율을 낮추는 것은 물론이지만 식품의 종류를 늘리고 그것도 합리적으로 여러 가지 식품을 골고루 취하는 습관을 들일 필요가 있다. 그 목표로서 삼색식품(三色食品)의 합리적인 섭취가 요즘 들어 크게 관심을 갖게 되었다.

삼색식품이란 식품의 영양소를 빨강, 노랑, 녹색 3가지 그룹으로 나누어 각각 적색식품(赤色食品), 황색식품(黃色食品), 녹색식품(綠色

食品)으로 부르는 것을 말한다. 그 분류의 예를 들면 다음과 같은 그룹이 된다.

· 적색식품류 : 쇠고기, 쇠간, 돼지고기, 닭고기, 생선, 햄, 소세지, 계란, 우유, 탈지분유, 콩 및 공제품 등.

· 황색식품류 : 쌀, 보리, 빵, 국수, 마카로니, 밀가루, 백설탕, 식물유, 버터, 마가린, 검정깨, 감자류 등.

· 녹색식품류 : 시금치, 무잎, 당근, 나물류, 파, 피망, 완두, 호박, 양파, 오이, 양배추, 배추, 무, 사과, 귤, 토마토, 완두콩깍지, 표고버섯, 김, 자반 등.

다음에는 삼색식품에 들어 있는 영양소와 인체와의 관계를 살펴보기로 한다.

적색식품

주로 단백질, 지방, 비타민B_2, 칼슘 등을 많이 포함하는 식품이다. 이 가운데 단백질은 당질이나 지방처럼 칼로리가 되는 외에 몸의 조직을 유지해가는 특별한 구실을 하므로 매우 중요한 식품이다.

또 이 단백질은 다른 영양소로부터 전용하는 일이 없는 물질이므로 아무래도 단백질이 많은 식품을 먹어서 몸의 조직을 유지해갈 수밖에 없다.

물론 단백질은 앞의 적색식품 뿐만 아니라 곡류나 야채 등에도 들어 있다. 하지만 이 분량은 아주 소량이고 질도 좋지 않다. 인체의 건강에 필요한 단백질을 충분히 보급하는 데는 주로 동물성 단백질식품인 각종 육류, 생선, 계란 등을 많이 먹을 필요가 있다.

황색식품

주로 칼로리의 보급원이 되는 당질 등의 식품이다. 당질은 체온이나 에너지를 만드는 데 필요하다.

우리들이 주식물이라고 부르는 것이 이에 해당하며 쌀은 그 대표적인 것이다. 그리고 단백질, 지방, 탄수화물 3가지를 3대 영양소라고 하는데 당질은 그 탄수화물에 해당한다.

이 영양소들은 우리가 음식물로서 섭취한다. 그리고 이 영양소는 몸안에서 연소되어 에너지가 되는데 그 중에서 단백질은 주로 혈액과 근육이 된다. 탄수화물도 세포의 구성에 소모되지만 주로 일상적인 에너지원이 된다. 따라서 탄수화물의 필요량이 보급되지 않으면 에너지 부족으로 몸을 움직이지 못하게 된다.

그런데 영양소가 가지고 있는 에너지는 그것이 몸안에서 연소되어 발생하는 열량(熱量)으로 나타낸다. 그 열량의 단위가 킬로칼로리(Kcal)이다.

보통 일하고 있는 우리들의 1일 평균 필요칼로리는 2500~3000 킬로칼로리가 되는데 이 필요칼로리를 모두 음식물로부터 얻고 있는 것이다.

3대영양소의 칼로리를 비교하면 다음과 같다.

· 단백질(1g) : 4.1Kcal
· 지방(1g) : 9.3Kcal
· 탄수화물(1g) : 4.1Kcal

위의 숫자에서 나타나듯이 지방은 단백질이나 탄수화물에 비해 2배 이상의 고(高)칼로리다.

따라서 칼로리 섭취라는 점에서는 단백질이나 탄수화물보다는 지방을 섭취하는 것이 훨씬 효율적이다. 그러나 앞에서도 말했듯이 단백질은 다른 영양소에서 전용하는 일이 없는 구실을 하는 식품이므로 단백질을 줄이고 지방만 들 수만은 없는 일이다. 칼로리만으로는 건강을 유지할 수 없다.

그래서 단백질은 필요량을 확보하고 탄수화물의 섭취량을 줄여 칼로리는 지방으로 보충하는 식사법을 하면 합리적인 식생활이 되는 것이다.

녹색식품

주로 비타민류, 칼슘, 요오드 그밖의 미네랄 등, 몸의 컨디션을 컨트롤하는 구실을 하는 물질을 포함하고 있는 식품그룹이다.

비타민은 영양소는 아니지만 이것이 모자라면 몸의 기능이 제대로 작용하지 못하게 되어 여러 가지 질병을 일으키게 된다. 이를테면 비타민A가 모자라면 각막건조증(角膜乾燥症)을 일으켜 질병에 대한 저항력이 떨어진다.

비타민B_1이 모자라게 되면 각기(脚氣)가 되거나 신경계통이 침범된다. 비타민B_2가 모자라면 성장이 저해되고 피부나 점막이 허는 등 문제가 생긴다.

비타민C가 모자라면 괴혈병(壞血病)을 일으키고 피부나 잇몸 출혈이 생긴다.

비타민D가 모자라면 뼈를 상해서 꼽추가 된다.

이밖에도 비타민류는 수십종이 발견되어 있으며 각각 그 성질이 다르고 여러 가지 작용을 하면서 인체에 영향을 끼치고 있다.

녹색식품에는 미네랄도 많이 들어 있다. 미네랄은 무기질(無機質)이라 하여 몸을 만드는 데 필요한 성분임과 동시에 여러 가지 활동을 하는 데 필요한 물질이다. 이를테면 칼슘, 인(燐), 철(鐵), 요오드, 나트륨, 유황(硫黃), 염소(鹽素), 마그네슘, 불소(弗素), 망간, 코발트, 규소(硅素), 아연(亞鉛) 등이다.

이러한 미네랄들은 녹색식품을 섭취함으로써 필요량은 대개 취할 수 있다. 다만 칼슘만은 약간 모자라기 쉽다. 그 부족을 보충하는 데는 우유를 마시는 습관을 들이는 일과 작은 생선류를 뼈채로 먹는 것이 좋다.

(7) 식품의 산성(酸性)과 알칼리성

우리들의 생명은 영양을 취함으로써 유지되고 있으며 그 영양의 섭취는 음식물을 소화흡수하여 혈액으로 흡수, 그 혈액을 몸의 조직에 보내주는 방법으로 행해진다.

그런데 이 혈액(영양)은 약(弱)알칼리 상태에 있는 것이 정상이며 우리들의 몸의 기능은 혈액이 이 정상상태를 유지하도록 조절작용을 자연적으로 행하고 있는 것이다.

이와 같은 자연적 조절작용은 음식물을 섭취하는 방법 여하에 따라 깨지는 수가 있다. 이를테면 육류나 곡류 같은 산성식품을 너무 많이 섭취하면 체내에 산(酸)이 불어나서 산혈증(酸血症 : 아치도 지스)이라는 상태가 생긴다. 이 상태가 계속되면 신장염이나 고혈압 등, 여러 가지 장애를 일으키는 원인이 된다.

그래서 체내의 산과 알칼리의 균형이 취해질 필요가 있으며 그러기 위해서는 식품이 산성으로 기울지 않도록 주의해야 한다.

또한 체내에서 산성이 되는 식품과 맛으로 신맛이 나는 것과는 다르다. 설탕은 체내에 들어가면 산성이 되는 산성식품이며 아주 신 레몬 같은 과일은 체내에서는 알칼리가 되는 알카리성식품이다. 산성과 알카리성의 식품은 다음과 같다.

· 산성식품 : 쌀, 보리, 국수, 빵 같은 곡류와 그 가공식품, 육류, 계란, 버터, 치즈, 생선 등 동물성식품, 설탕 등.

· 알칼리성식품 : 토마토, 오이, 순무, 고구마, 시금치, 감자 등 야채류, 레몬, 귤, 복숭아, 딸기 등 과일류, 곤포, 미역, 자반 등 해조류.

3. 술·담배의 영향

(1) 술과 혈압의 관계

옛부터 대주가(大酒家)는 뇌졸중으로 넘어진다고 전해온다. 그러나 이것은 꼭 그렇지는 않다.

술은 일체 입에도 대지 못하는 사람, 이를테면 여성들도 뇌졸중으로 넘어지는 수가 많으며 음주가가 특히 뇌졸중을 많이 일으킨다는 보고는 없다. 게다가 음주는 생리적으로 혈압을 내리는 작용을 하므로 술이 뇌졸중의 원인이 되거나 고혈압에 나쁘다는 것은 별로 근거가 없는 속설인 것 같다.

술의 주성분은 알코올이라는 것은 누구나 다 알고 있다. 이 알코올이라는 물질은 일종의 단맛을 가지고 있어서 우리몸의 세포 속으로 들어가면 취하는 상태가 된다. 취하는 것은 일반 마취약이 가지고 있는 작용인데 취하면 기분이 좋아지니까 술을 마신다.

이와 같은 작용을 하는 알코올이 입에서 위(胃)로 들어가면 위벽으로부터 혈액 속으로 흡수되어 온몸에 퍼지게 된다. 그리고 위에 흡수되지 않은 것은 소장(小腸)에서 혈액속으로 들어간다.

이렇게 해서 온몸에 분포된 알코올은 드디어 간장으로 옮겨가서 산화분해(酸化分解)된다. 모든 알코올이 이렇게 처리되고 나면 몸안에는 알코올 성분이 없어진다. 술을 마셔도 간장이 이것을 곧 처리하게 되면 술이 깨게 된다.

그러나 실제로는 위장으로부터 혈액 속으로 들어간 알코올이 간장에서 처리되기까지는 어느 정도의 시간이 필요하다. 일정 기간 동안은 혈액 속에 알코올이 섞여 있게 되며 알코올의 혈중농도는 각자마다 약간씩 차이가 있다. 혈중농도가 높으면 취하는 것도 강하게 된다. 흔히 숙취(宿醉)라고 말하는 상태는 언제까지나 위장 속에 알코올이 남아 있어서 그것이 여전히 혈액 속에 들어가고 있는 상태와 간장에서의 처리가 늦은 상태이다.

알코올이 혈액 속에 있으면 취하는 것은 혈액이 알코올을 뇌(腦)로 실어가서 뇌중추(腦中樞)를 흥분시켜 마비를 일으키기 때문인데 같은 양의 술을 마셔도 취하는 사람과 취하지 않는 사람이 있고 빨리 취하는 사람과 늦게 취하는 사람이 있다.

이러한 차이도 알코올의 혈중농도와 관계가 있다. 술에 강한 사람은 위장으로부터 알코올을 혈액 속으로 흡수시키는 데 시간이 걸리며, 술에 약한 사람은 흡수가 빠르다.

또 술에 강한 사람은 혈액 속에 흡수된 알코올이 간장이나 신장에서 금방 처리되어 혈중농도가 별로 높아지지 않는 것을 뜻한다.

일반적으로 알코올을 적당량 마셨을 경우에는 혈압이 내린다. 고혈압자라도 술을 마시면 최고 100mmHg까지 내리는 수가 있다고 한다. 혈압이 갑자기 내리면 몸이 몹시 나른해지는데 술을 마시고 몸이 나른할 때는 혈압이 내려가는 것으로 보면 된다. 다만 소량을 마셔도 맥이 빨라지고 동계가 생기며 얼굴빛이 창백해지는 사람은 혈압이 오르는 수도 있다.

(2) 적량(適量)을 지킨다

앞에서 말했듯이 술은 혈압을 내리는 작용을 한다. 그래서 이 혈압강하작용을 이용하여 반주로 적당량의 술을 마시는 것은 고혈압에 악영향이 없다는 것이 정설로 되어 있다.

다만 문제는 적량이라는 점이다. 어떤 이에게는 한 잔 술도 해로울 때가 있고 10병을 마셔도 해가 없는 사람이 있듯이 알코올의 영향은 개인차가 크고 적량을 정하기가 매우 어렵다.

그러나 혈중농도로 말하면 알코올의 혈중농도가 0.02~0.03%를 적량으로 하고 0.05% 이상이 되면 모든 기능, 이를테면 사고(思考), 판단, 시력(視力), 주의력(注意力) 등이 떨어진다는 것이 여러 가지 실험으로 판명되어 있다.

따라서 혈중농도가 0.05%를 넘지 않을 정도의 알코올을 섭취하는 것은 거의 해가 없다. 흔히 말하는 얼큰하게 취하는 정도의 양이며 그 구체적인 양은 사람에 따라 각각 다르다.

그리고 적량이라도 항상 무조건 마셔서 좋은 것은 아니다. 될 수 있으면 집에서 일로부터 해방된 저녁식사 때 들어야 하고 또 음주 뒤에는 푹 쉬는 시간이 되도록 하면 심신이 풀리는 보약이 되는 것이다.

(3) 해로운 음주법

폭음하고 나서 뇌졸중이나 심장마비를 일으킨 예도 많다. 뇌졸중이나 심장마비는 고혈압이라기보다 동맥경화가 있어서 생기는 병인데 음주와 관계가 없는 것이 아니다. 술을 마시는 방법에 따라 이러한 질병의 발작을 다그치는 것이 된다.

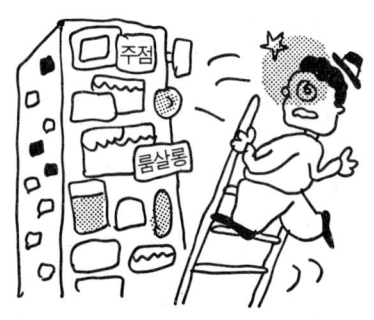

2차, 3차 폭주는 뇌졸중에 위험천만

이를테면 알코올이 혈액속에 들어가면 뇌의 모관(毛管)을 자극한다. 폭주하고 거리로 나왔을 때 마침 기온이 내려가 혈압이 오르면 뇌출혈을 일으킬 수 있다.

또 신장에 장애가 있어서 소변에 단백이나 적혈구가 섞여 나오는 사람이 술을 마시면 알코올이 신장을 자극하므로 해롭다. 따라서 신성 (腎性)고혈압증에는 술이 해롭다.

(4) 술과 음식물

알코올을 1g은 7Kcal의 열량을 가지고 있다. 청주 1홉과 밥 1공기는 대체적으로 같은 칼로리다. 따라서 청주 1홉을 마시면 밥 1공기를 먹은 것과 같은 칼로리를 취한 셈이 된다.

비만이 고혈압과 서로 바람직한 상태가 아니고 칼로리의 과잉섭취가 비만을 가져오는 것이므로 음주에 의해 비만을 불러오는 결과는 피하지 않으면 안된다.

맥주배라든가 막걸리살이라는 말이 있을 정도이니 알코올이 비만과 관계가 있는 것만은 틀림없다. 이것은 알코올이 몸안에서 지방으로 합성되어 이것이 쌓이기 때문이다.

또 술을 마실 때는 대개 요리를 먹게 되고 거기에 또 밥까지 먹게 된다. 물론 술을 마실 때 안주로 요리를 먹는 것은 건강에 좋은 일이지만 자칫 칼로리를 과잉섭취하게 된다. 술을 마시면 살이 찌는 것은 함께 먹는 요리 등으로 칼로리가 과잉섭취 되기 때문일 때가 많다.

그래서 술 마실 때의 음식은 주의하지 않으면 안된다.

술 마실 때 요리를 곁들여 먹는 것이 건강에 좋다는 것은 위에서도 말했지만 몸안으로 들어간 알코올은 위장에서 혈액 속으로 흡수된 뒤로 간장에서 산화분해(酸化分解)되는 것인데 술을 많이 마시면 그만큼 간장의 부담이 커져서 이것이 오랫동안에 계속되면 간장이 약해져서 기능이 나빠진다. 과음으로 간장을 해쳤다는 것은 이러한 이유이다.

술을 마실 때 요리도 곁들이는 것이 좋다는 것은 단백질이나 비타민을 섭취함으로써 알코올의 산화분해를 돕고 간장의 부담을 덜어주기 때문이다.

그러나 수차에 걸쳐 언급했듯이 칼로리의 과잉섭취는 비만의 원인이 되므로 요리의 내용에 대해서는 각별한 주의가 필요하다. 소금에 절인 것은 혈압을 올리게 되므로 고혈압자에게는 맞지 않다. 단백질로는 치즈나 비타민을 포함하는 날야채가 알맞다.

(5) 담배와 혈압의 관계

담배의 피해에 대해서는 여러 가지 보고가 있다. 특히 담배와 폐암(肺癌)의 관계에 대해서는 요 몇년 동안 매스컴에서 대대적으로 다루기 시작하여 그 때문에 노이로제에 걸리겠다는 애연가도 있다.

담배에 들어 있는 니코틴이 인체에 들어가서 여러 가지 해를 끼치는 것은 사실인데 그 피해가 어느 정도인가에 대해서는 사람에 따라 차이가 있다.

담배를 전혀 피우지 않는 사람이 암으로 죽는 사람도 있고 담배를 남의 몇배 피우는데도 오래 사는 사람이 있다. 이렇게 볼 때 담배가 해롭다는 걸 알면서도 결정적으로 이것을 끊어야 할 것인가에 대해서는 누구나 망설이게 된다.

물론 흡연을 일종의 죄악으로 보는 종교가나 자기가 치료하고 있는 환자에게 금연을 권하는 것이 의사로서의 양심이라고 강조하는 의사도 있다.

그러나 흡연이 백해무익(有害無益)의 악습이냐 하면 꼭 그렇지만은 않다. 적당한 흡연이 기분을 전환하고 정신긴장이나 피로를 푸는 데도 도움이 되는 효용도 무시할 수 없다.

이러한 사실로 흡연의 피해 여부에 대해서는 한마디로 단정하기는 어렵다.

다음으로 흡연이 혈압에 어떤 영향을 끼치는가를 살펴보기로 한다. 잘 알다시피 담배에는 니코틴이 들어 있는데 이 니코틴은 모르

핀 코카인 등과 함께 인체에 해로운 작용을 하는 알칼로이드의 일종이므로 대량 흡수하면 혈압이 떨어져 인간이나 동물이 모두 사망하게 된다.

그런데 니코틴을 소량 흡수했을 때는 교감신경을 자극하여 혈압이 오르고 혈관을 수축시킨다. 즉 담배를 피운 일이 없는 사람이 갑자기 담배를 피우면 어지럽고 얼굴이 창백해지기도 한다. 이 경우에는 일시적으로 혈압이 오른다.

또 동물에게 담배연기를 마시게 하면 혈관내의 혈류에 변화가 생기고 혈관벽에 혈소판(血小板)이 부착되어 혈액이 응고되고 혈전(血栓)이 생겨서 동맥경화 증상이 나타난다고 한다.

이밖에도 부정맥(不整脈)이 있는 사람이나 협심증 발작을 일으킨 경험이 있는 사람에게는 흡연은 때로 중대한 영향을 끼치는 수가 있다.

즉 심장의 기외수축(期外收縮)에 의한 맥박결체(脈搏結滯)는 흡연에 의해 유발(誘發)·촉진되고 부정맥이 있는 사람에게는 매우 위험하다. 금연에 의해 부정맥이 해소되는 예는 많다.

(6) 흡연도 이렇게 하면 위험하지 않다

이상과 같이 흡연은 정도의 차는 있어도 심장이나 혈관에는 해로우므로 고혈압자는 흡연을 하지 않는 것이 바람직하다.

그러나 많은 애연가들은 흡연이 해로운지를 알면서도 금연을 실행하는 일은 적고 일시적으로 금연이나 절연(節煙) 해도 금방 또 피우고 만다.

그래서 흡연의 피해를 될 수 있는대로 줄이는 연구, 즉 담배 피우는 방법에 주의하면 흡연의 피해를 어느 정도는 막을 수 있다. 이 담배 피우는 방법이란 연기를 같이 들이마시지 말고 내뱉아버리는 방법이다. 담배연기를 깊숙히 들이마시면 폐까지 이르러 혈액에 갑자기 높은 농도의 니코틴이 들어가게 된다.

물론 입으로 마셨다가 코로 내뱉는다 해도 소화관(消化管)의 점막에 어느 정도의 니코틴이 작용하므로 니코틴의 해를 완전히 막을 수는 없다. 그러나 갑작스럽게 혈관을 자극하거나 폐암의 원인을 만들 위험은 없어진다.

제2장 일상생활상의 주의점

1. 고혈압과 운동

(1) 운동은 혈압을 올린다

운동은 근육을 써서 에너지를 내는 작업이다. 근육은 우리들의 몸의 조직 중에서 큰 용적을 차지하고 있는데 이 근육은 혈액을 가장 많이 소비하는 기관이기도 하다.

위의 사실로 보아 운동과 혈액 사이에 관계가 있다는 것은 쉽게 알 수 있는데 그렇다면 어떤 관계가 있고 또 운동에 의해 혈액은 어떤 상태가 되는지를 살펴보기로 한다.

(ⅰ) 운동, 즉 근육을 사용함으로써 혈액은 주로 골격근(骨格筋)에서 쓰이고 그에 필요한 혈액은 위장 쪽에서 끌어올린다.

(ⅱ) 또 머리쪽에서도 끌어온다. 인간의 혈액은 항상 0.1%의 당분(糖分)을 포함하고 있는데 이것은 주로 간장의 저장당원(貯藏糖原)에서 보급된 포도당(葡萄糖)이다. 이것을 혈당(血糖)이라고 하는데 운동은 이 혈당을 감소시킨다.

(ⅲ) 근육이 혈액의 당분을 분해하여 운동의 에너지를 낼 때 산소

를 필요로 한다. 심한 운동을 하면 호흡이 힘들어지는 것은 그 때문이다. 산소가 모자라면 근육에 젖산(乳酸)이 쌓여 근육이 피로해진다. 그리고 그 일부는 혈액으로 들어간다.

이상과 같이 운동을 하면 그에 따라 근육이 혈액을 필요로 하므로 안정하고 있는데 비해 많은 혈액이 요구된다. 그 요구에 따르려면 심장으로부터 많은 혈액을 내보내주지 않으면 안된다. 혈액을 공급할 때 혈압이 작용하므로 운동하면 혈압이 높아진다.

(2) 운동은 피로를 가져온다

운동을 하면 피로해진다. 정도의 차이는 있어도 운동하면 피로해지는 것은 분명하다.

피로에는 몇 가지 단계가 있는데 자신이 피로를 느끼지 않을 때도 있고 또 분명히 피로를 느낄 때도 있다. 일반적으로 피로하다고 말하는 것은 후자 쪽이다. 즉 자각할 수 있는 피로의 경우인데 운동을 계속할 수 없는 상태나 생각대로 운동을 할 수 없게 된 상태를 뜻한다.

하이킹이나 등산 등으로 걷는 동안에 다리가 무거워져서 잠깐 쉬지 않고는 걸을 수 없는 상태는 다리 근육에 젖산이 불어나서 피로가 생긴 것이다.

근육이 피로한 것은 위에서 말한 것처럼 젖산이 쌓이기 때문인데 또 하나는 운동하는 데 필요한 물질이 줄어드는 것도 그 이유다. 이를테면 근육이 활동하는 데 필요한 물질로서 크레아틴인산(燐酸: CP)이라는 것이 있어서 이 CP가 줄어들게 되면 피로가 생긴다.

이 CP는 우리들의 몸안에서 끊임없이 만들어지는데 운동 때문에 근육을 쓰면 그 양이 줄어든다. 한편 젖산은 운동에 의해 불어난다. 그래서 줄어든 CP를 보급하고 불어난 젖산을 제거하지 않으면 근육은 예전 상태로 돌아가지 않고 피로상태가 계속된다.

피로해진 근육을 그전 상태로 되돌리는 방법은 누구나 다 알고 있듯이 휴식이다. 휴식에 의해 젖산은 초성포도산(焦性葡萄酸)으로 산화되어 마침내 CP로 보급된다.

(3) 피로의 회복방법

피로는 휴식에 의해 회복한다. 건강한 사람은 스포츠나 노동을 해서 피로했어도 다음날이면 완전히 피로가 풀린다.

그런데 운동으로 피로해진 몸이 다음날까지도 회복되지 않는 수가 있다. 이것은 운동량이 너무 많았던가 또는 몸의 컨디션이 좋지 않기 때문이다. 이렇게 피로가 다음날까지 풀리지 않고 남아있는데 또 운동을 하여 이것이 거듭되면 스트레스 증상을 불러온다.

건강체라도 위와 같이 운동량이 너무 많다든가 몸의 컨디션이 나쁠 경우에는 피로의 회복에 평소보다 더 많은 시간이 걸린다. 피로를 완전히 회복하기 위해 평소보다 더 많은 휴식시간이 필요해진다. 하물며 심장이나 혈관 등에 장애가 있는 사람이나 고혈압이 있는 사람에 있어서는 휴식을 충분히 취해서 피로를 남기지 않도록 주의해야 한다.

가벼운 피로는 얼마동안 운동을 피하는 것만으로도 회복되지만 이때 수면이 가장 효과적이다. 수면중에는 일반적으로 혈압이 떨어진다. 또 부교감신경의 활동이 왕성해져서 새로운 에너지가 축적되므로 피로를 회복시키는 데 도움을 준다.

(4) 고혈압자에게 알맞는 운동

운동이 피로를 가져오고 혈압을 올리는 것은 앞에서 말한 대로다. 그러나 운동이 건강의 유지, 증진에 도움이 되는 것도 분명하다. 특히 유소년기에는 운동에 의해 골격이나 근육이 발달하며 성인에게도 발달한 골격이나 근육의 퇴화(退化)를 막기 때문에 운동이 필요하다. 다만 그 운동은 각자에게 맞는 것이라야 한다.

그래서 고혈압자에게는 어떤 운동이 알맞는가가 문제다. 뇌출혈의 위험이 있는 사람이나 협심증, 심장성천식(心臟性喘息)이 있는 사람이 과격한 운동을 하는 것은 엄중히 삼가해야 한다.

일반적으로는 너무 피로하지 않을 정도로 운동하는 것이 바람직하다. 그 운동의 종류는 다음과 같다.
　(ⅰ) 산책
　(ⅱ) 가벼운 보건체조
　(ⅲ) 미용체조
　(ⅳ) 아령(亞鈴) 등을 이용하는 운동
　(ⅴ) 기상전 자리에서 사지굴신(四肢屈伸), 몸의 염전(捻轉)을 중심으로 한 운동
　이러한 운동을 하면 일반적으로 혈압은 오르므로 이것을 참작해서 운동량을 정한다. 그때는 전문가나 의사의 지도가 필요하다.

(5) 고혈압에 있어서의 운동의 효용

　운동을 함으로써 고혈압에 어떤 효과가 있는지 알아보기로 한다.
　운동을 한다는 것은 생리학적으로는 에너지를 소비하는 것이다. 이것은 또 칼로리의 소비를 요한다. 남아도는 칼로리가 몸안에 쌓인 상태가 비만인데 이 비만이 고혈압에 바람직하지 않다는 것은 이미 앞에서 언급한 바 있다. 따라서 운동을 하는 것은 남아도는 불필요한 칼로리가 쌓이는 것을 피하고 비만을 막는 데 도움이 된다.
　또 운동을 하면 혈압은 일시적으로 오르지만 운동이 끝난 뒤에는 혈압은 내린다. 특히 운동때 분비된 아드레날린이 근육의 혈관에 작동하여 근육의 혈관을 확장시킨다. 이 경우에는 아드레날린이 근육의 혈관에게 유익하게 작용한다. 반대로 아드레날린이 다른 혈관을 향해 작용하면 혈관을 수축시켜서 혈압을 올린다.
　운동의 또 하나의 효용은 기분전환에 도움이 되는 일이다. 정신긴장은 혈압을 높이는데 이 정신긴장을 해소시키기 위한 기분전환은 운동을 함으로써 쉽게 이루어진다. 산책 같은 것을 그 대표적인 예로 들 수 있다.
　이상과 같이 적당한 운동은 고혈압 개선에 효과가 있는데 운동을 해서 공복(空腹)이 되어 식사량을 늘리거나 숨이 찰 정도로 운동

을 하는 것은 역효과가 된다.

(6) 효과적인 산책

고혈압자에게 알맞는 운동으로서 앞에서 산책을 들었는데 이것은 날씨가 좋으면 언제나 할 수 있는 운동이며 또 과격하지도 않고 운동량도 자유롭게 조절할 수 있는 등 여러 가지 특징을 가지고 있다.

인간이나 동물 모두가 그 골격, 근육, 장기를 쓰지 않고 있으면 발달이 멈추고 수축하여 퇴화하기 마련이다. 두뇌도 마찬가지다.

장수하는 사람은 일반적으로 다리가 튼튼한데 노쇠(老衰)는 각력(脚力)에 정비례하는 것이다. 각력이 쇠퇴하지 않은 동안에는 그 사람은 당분간 건재(健在)함을 보증받는다.

그래서 건강장수를 유지하는 데 누구나 쉽게 할 수 있는 운동으로서 각력을 사용하기 위해 걷는 것이 중요하다. 등산이나 하이킹을 할 것까지는 없고 일상생활에서 많이 걷는 방법을 실행하기만 해도 건강의 유지, 증진에 효과가 있다.

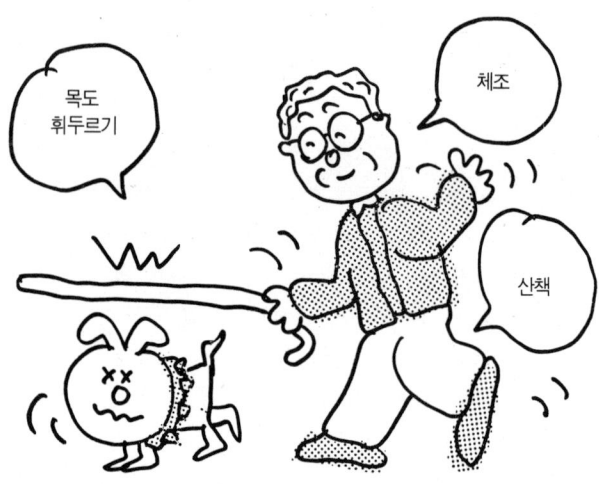

고혈압자에 알맞은 운동

성인은 1분간에 90~100보를 걷는 것이 보통이므로 1시간을 걸으면 약 6000보가 된다. 장년층은 하루에 평균 2시간쯤, 즉 1만보 정도를 걷는 것이 각력을 유지하기 위해 필요하다고 한다.

고혈압인 사람이라도 하루에 1시간 정도를 걸었다 해서 특별히 혈압이 오르지는 않는다. 굳이 빨리 걷지 않아도 되며 천천히 집 근처를 걸으면 된다.

(7) 고혈압자와 골프

요즘 골프가 유행하고 있는데 이것은 건강을 위해서라기보다 허영심에 들떠 골프채를 흔드는 골퍼가 많아지고 있다. 월급으로 생활하는 사람들이 비싼 회원권에 값나가는 골프 용구를 마련하여 골프에 열을 올리고 있는 것은 아무리 보아도 꼴불견인 것 같다.

그러나 골프도 스포츠의 일종이므로 열심히 하는 것을 탓할 수 없고 비만을 해소하기 위하여 즉, 건강을 위한 것이라면 더더욱 그렇다. 드넓은 초원에서 골프채를 휘둘러 백구(白球)를 날리는 운동, 거기에 코스를 걷는 것만으로도 평소에 운동하는 일이 별로 없는 현대인에게는 필요한 일이다.

하지만 골프에도 위험은 따른다. 골프장에서 협심증이나 뇌졸중을 일으킨 예도 얼마든지 있다. 또 비만한 사람이 식식거리며 골프장을 걸어다니는 것도 결코 좋은 일은 아니다.

(8) 수영·테니스·야구 등

수영중에 심장마비를 일으켜 사망하는 예가 많다. 수영 그 자체는 천천히 헤엄친다면 특별히 고혈압에 해로울 것은 없지만 경영(競泳)이나 격렬한 연습은 혈압을 현저하게 올리고 피로가 많은 운동이므로 고혈압자에게는 금물이다.

또 수온(水溫)과 기온의 차가 클 경우에는 수온과 체온의 차이에 의하여 몸이 받는 영향을 무시할 수가 없다. 심장병이나 고혈압이 있는 사람에게는 수영은 위험이 많은 운동이다.

테니스는 상상 이상으로 에너지를 소비하는 운동이다. 게임 때는 끊임없이 코트 안을 달려야 하고 급격히 라켓을 휘두르는 동작을 반복해야 하므로 심장이나 뇌의 혈관에 강한 힘이 가게 된다. 따라서 고혈압자에게는 맞지 않는 운동이다.

야구도 테니스와 같이 에너지를 소모한다. 따라서 맹연습은 금물이다. 야구라고 해도 직장에서의 친선야구 등에서 팀을 갖추기 위해 필요 이상으로 참가가 강요되거나 직장에 있어서의 지위 관계로 마지못해 참가하는 이른바 문외한들의 야구라도 고혈압자는 신중을 기해야 한다.

(9) 심호흡(深呼吸)과 혈압의 관계

심호흡을 하면 혈압이 내린다. 공부나 근무 도중에 심호흡을 하면 혈행을 좋게 하여 기분도 일신되어 새로운 에너지를 채워준다.

이러한 효과가 있는 심호흡은 폐(肺)에 신선한 공기, 즉 산소를 보급한다. 혈액은 이 산소를 받아 탄산가스를 방출하므로 심호흡을 함으로써 혈액속의 탄산가스 농도가 낮아진다. 그 때문에 혈관은 이완되어 혈압이 내려간다.

또 혈액 속의 산소가 불어나면 신장에서 만들어지는 승압물질(昇壓物質)의 생산이 억제되기 때문에 혈압이 오르지 않는다.

복식호흡(腹式呼吸)은 여러 가지 건강법에서 이용되고 있는데 고혈압자에게도 효과가 있다.

고혈압자는 비만체에게 많고 배가 튀어나와 배불뚝이가 되기 쉽다. 이 때문에 횡격막(橫隔膜)이 윗쪽으로 밀어올려진다.

이와 같은 체구의 사람은 복식호흡을 하도록 힘써야 한다. 복식호흡은 언제 어디서나 수시로 할 수 있는데 근무중이나 자동차 속, TV를 보면서도 하도록 한다. 이것을 계속하면 늘어져 있는 복근(腹筋)이나 횡격막을 조여 배불뚝이가 들어가게 된다.

2. 정신상태와 고혈압

(1) 신경과 혈압의 관계

우리들의 몸은 신경이 빈틈없이 분포되어 있어서 외계(外界)로부터의 자극에 대해 반응을 나타낸다. 반사적으로 반응하는 수도 있고 중추(中樞)로부터의 명령을 받아 외계의 자극에 대응하는 활동도 한다.

이를테면 우리들이 필요에 따라 손이나 발다리를 쓰는 것은 신경중추(뇌)의 명령으로 골격근(骨格筋)이 운동을 일으키기 때문이다. 물론 명령에 의하지 않고 운동을 일으키는 수도 있는데 이것을 반사(反射)라고 한다.

그런데 심장이나 혈관, 또는 위장이나 그밖의 내장기관은 신경중추의 명령을 받지 않고 스스로 활동하고 있다. 이와 같이 신경중추의 명령에 의하지 않고 활동하는 신경을 자율신경(自律神經)이라고 한다. 심장이나 폐, 장도 우리들이 잠들어 있을 때도, 즉 신경중추가 잠들어 있을 때도 활동을 멈추지 않는다. 이것은 자율신경이 활동하고 있기 때문이다.

이러한 활동을 하는 자율신경은 그 운동을 높이는 교감신경(交感神經)과 운동을 억제하는 부교감신경(副交感神經)으로 되어 있다. 다만 위장에서는 이 활동이 반대가 되어 교감신경은 억제작용을 하고 부교감신경은 촉진적인 작용을 한다. 즉 이 2가지 신경은 장기에 대하여 항상 조절작용(調節作用)을 하고 있다.

이와 같은 자율신경과는 별도로 내장에는 미주신경(迷走神經)이라는 신경도 작용하고 있다. 이 신경은 연수(延髓)로부터 나와 있는 뇌신경(腦神經)의 하나인데 주로 인후(咽喉), 기관지(氣管支), 식도(食道) 각 내장의 운동이나 분비를 지배하고 있다.

그런데 이 신경들은 자극에 대하여 매우 민감하다. 이를테면 우리들이 화를 낸다고 하는 정신긴장의 상태에 있을 때는 혈압이 오른다. 이것은 대뇌(大腦)로부터의 영향으로 자율신경이 흥분하여 교감신경을 거쳐 혈관벽근(血管壁筋)이 수축하는 것을 뜻한다. 자극은 신경섬유(神經纖維)를 통해서 근(筋)에 이른다.

　이렇게 해서 신경섬유 속을 전해오는 흥분이 그 말단에 이르면 거기서 일종의 화학물질을 분비한다. 이 분비된 화학물질의 작용으로 장기의 자동능력(自動能力)이 바꿔진다.

　그 화학물질이란 아세칠코린과 아드레날린 모양의 물질이라는 것이 밝혀져 있다.

　아세칠코린은 부교감신경계, 아드레날린은 교감신경계에 작용하여 서로 영향하며 내장의 기능을 조절하고 있다.

　정신이 흥분상태에 있을 때, 혈압이 오르는 것은 생리적으로는 정상이며 흥분하고도 혈압이 오르지 않는다면 오히려 이상이다.

　그러나 건강한 사람에 있어서 일시적으로 혈압이 오르는 것은 굳이 걱정할 것이 못되는데 평소부터 심장에 장애가 있는 사람이나 고혈압인 사람이 정신흥분으로 혈압을 올리는 것은 해롭다. 이것이 계기가 되어 심근경색이나 뇌출혈을 일으켜 쓰러지는 예가 적지 않다.

(2) 감정적(感情的)인 사람과 혈압

　신경을 자극하면 흥분하여 혈압이 오른다는 것은 위에서 말한 바 있다. 이 신경 자극은 인간의 일상생활에 있어서는 대부분이 감정에 지배된다고 볼 수 있다.

　즉 분노, 슬픔, 두려움, 불안, 고민, 초조로 불리우는 정동(情動)은 인간의 감정분야에 속하는 것으로 이성(理性)이라든가 의지(意志)로 불리우는 정신활동과는 대립하는 위치에 있다. 같은 대뇌작용(大腦作用)이라도 이것을 관장하는 분야는 다르다.

　우리들의 내부에서 불안, 공포, 고민 같은 감정이 생겨서 이 감정이 고양(高揚)된 시점에서는 눈동자가 커지고 몸이 떨리며 입안이 마르는 등 생리적 변화가 생긴다. 이러한 생리적 변화는 자율신경의 작용 때문이다.

그런데 이러한 감정이 생기는 것은 대개 감정과 대립하는 위치에 있는 이성(理性)의 작용이 약한 사람에게서 많이 볼 수 있다. 불안이나 공포 같은 감정은 그 대상을 똑똑히 인식하고 있지 않을 경우에 생기기 쉽고 대상을 확실히 알면 금방 사라져버리는 수가 많다. 분노나 슬픔도 마찬가지다.

그래서 감정에 움직이기 쉬운 사람은 이성을 가지도록 노력하는 것이 혈압을 올리지 않는 것과도 관련된다. 이것은 각자의 성격을 형성하고 있는 요소이므로 감정적인 사람이 이성적인 사람으로 변신한다는 것은 결코 쉬운 일이 아니지만 꾸준한 수양으로 효과를 얻을 수 있다.

(3) 혈압노이로제

정신생활면에서 중요한 것이 고혈압에 대한 노이로제다. 즉 자기의 혈압이 표준보다 높다는 것이나 그 때문에 자기는 언젠가는 뇌졸중이나 심근경색으로 쓰러지는 것이 아닌가 하는 불안 때문에 일도 손에 잡히지 않는 병적 정신상태에 빠지는 사람이 있다.

이와 같은 혈압노이로제는 백해무익(百害無益)한 생활태도다. 고혈압의 걱정이 있으면 전문의와 상의하여 이에 대한 대책을 강구하는 것이 현명하다. 걱정만 하고 있어서는 해결이 되지 않는다.

또 전문의에게 진찰을 받은 결과 고혈압임이 확인되면 그것으로 오히려 정신은 안정된다. 고혈압 그 자체는 그토록 무서운 불치의 병이 아니므로 고혈압자에 알맞는 일상생활을 해나감으로써 장수를 유지할 수도 있다.

3. 기온・입욕(入浴)・수면・배변(排便) 등

(1) 한랭(寒冷)은 해롭다

고혈압자에게 한랭은 대적(大敵)이다. 우리들의 피부는 기온의 변화에 대해서 민감하게 반응하는데 이것은 인간의 체온이 37℃ 안팎을 유지함으로써 건강을 유지하고 있는 것과 관계가 있다.

즉 한랭상태에서는 우리들의 몸은 체온을 빼앗길 염려가 있으므로 자율신경이 작용하여 체표면(體表面)의 세동맥(細動脈)을 수축시켜 그 부분으로 가는 혈액의 양을 줄인다. 그 때문에 따뜻한 혈액이 피부표층(皮膚表層)을 흐르지 못해서 열을 빼앗기지 않아도 된다. 또 털구멍도 수축하므로 땀을 흘려 체온을 잃는 수도 없어진다.

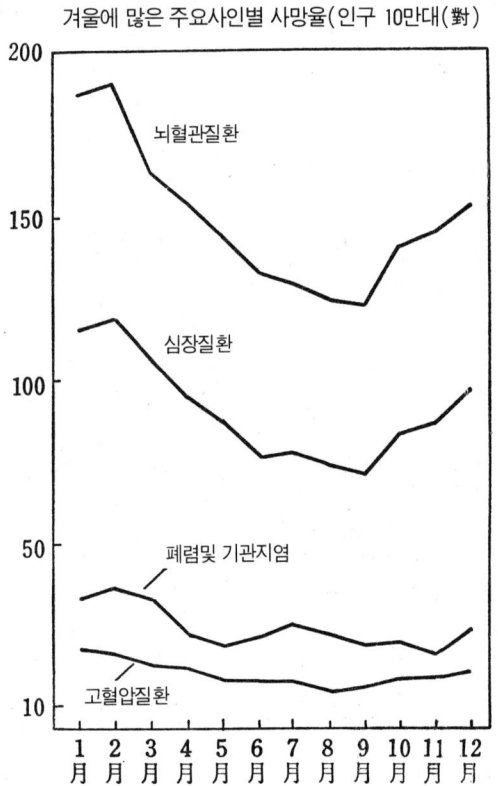

이와 반대로 여름철 더울 때는 체표면의 세동맥이 이완한다. 또 몸안의 수분은 피부의 털구멍으로부터 증발한다. 그 때문에 체온을 빼앗겨 불필요하게 혈압이 상승하는 것을 막고 있다. 그런데 세동맥이 수축하면 혈압이 오른다는 것은 이제까지 여러번 언급한 바 있다. 한랭은 세동맥을 수축시키므로 혈압은 당연히 오른다.

이상의 사실에서 한랭은 고혈압자에게는 혈압을 더욱 올리는 요인이 되므로 위험하다. 이것을 단적으로 나타낸 것으로 고혈압자의 사망이 여름보다 겨울에 더 많다는 통계가 있다. 즉 앞에 있는 표에 따르면 고혈압의 경우에는 8월이 가장 낮고, 1월과 2월은 그 2배가 되어 있다.

그리고 고혈압 뿐만 아니라 중추신경계의 혈관손상이나 심장질환 등에 의한 사망도 여름보다는 겨울에 많은 것으로 되어 있다.

(2) 한랭의 대책

한랭이 고혈압에 해롭다는 것은 위에서 말한대로인데 고혈압자는 이에 대한 주의를 평소에 잊지 말아야 한다.

추운 바람을 쏘이는 것은 절대금물이며 이것은 밖에서 뿐만 아니라 실내에서도 세심한 주의를 기울여야 한다. 요즘은 난방시설의 보급으로 겨울에도 실내에서는 따뜻하게 지낼 수 있지만 아직도 가옥구조 등으로 보아 겨울 상황에 허점이 많다.

우리는 서양사람들에 비해 내한성(耐寒性)이 낮은 민족이라는 말도 있다. 따라서 가옥구조를 바꾸어 난방완비의 생활을 한다 해도 추위에 약한 성향 자체가 개선되지 않는 한 고혈압자에게 있어서 한랭은 큰 적이다.

그래서 내한성을 높이는 방법으로 건포마찰(乾布摩擦)이나 냉수마찰에 의한 피부의 단련이 필요하다. 그러나 고혈압자에게 냉수마찰은 금물이므로 건포마찰로 한랭에 대한 저항력을 길러둘 필요가 있다.

한랭승압시험(寒冷昇壓試驗)

혈압이 별로 높지 않은 사람이 고혈압증이 될 가능성의 유무를 알아보는 방법으로 '한랭승압시험'이라는 것이 있다.

이것은 우선 혈압을 측정하고 나서 한쪽 팔을 섭씨 4도쯤인 얼음물에 약 1분간 담근 다음 다시 혈압을 측정한다. 그러면 처음에 쟀을 때보다 혈압치가 커져 있다. 그만큼 혈압이 오른 것이다.

위와 같은 혈압치의 동요는 건강인이라면 10mmHg 안팎인데 고혈압의 소질이 있는 사람은 20~30mmHg 정도 상승한다.

추위의 자극이 지속되면 부신피질이 아드레날린을 많이 분비하여 심장의 수축을 다그쳐 세동맥이 긴장, 수축한다. 이것도 혈압을 올리는 요인이 된다.

또 추울 때는 혈액 속의 염분(鹽分)이 불어난다. 즉 여름에는 땀으로 몸안의 수분을 배출하여 체온을 조절하고 있는데 이 땀에는 염분이 들어 있다. 그래서 여름에는 땀을 흘린 뒤 피부면에 소금이 붙어 있는 수가 있다. 땀을 낸다는 것은 혈액 속의 염분의 농도를 묽게 하여 혈압을 내리는 것을 뜻한다.

이와는 반대로 겨울에는 결코 땀이 나지 않는다. 게다가 염분이 많은 음식물을 섭취하는 기회가 많아진다. 날씨가 추우니까 따끈한 음식물이 좋은 것이다. 따라서 그만큼 염분이 혈액 속에 많게 되어 혈압을 올리게 된다.

(3) 고혈압자가 겨울에 주의해야 할 점

고혈압자나 그 소질이 있는 사람은 겨울을 어떻게 보내야 하는가 알아 보자.

(ⅰ) 갑자기 한랭에 몸을 노출시키지 말 것.
(ⅱ) 세수는 찬물을 피하고 따뜻한 물을 사용할 것.
(ⅲ) 외출할 때는 방한(防寒)에 각별히 주의하고 마스크나 머플러, 장갑 등을 사용할 것.
(ⅳ) 식사는 염분을 너무 많이 섭취하지 않을 것.

(v) 침실 및 침구의 보온에 주의할 것.
(vi) 세탁이나 청소 혹은 취사 때, 갑자기 찬물에 손을 담그거나 머리 위치를 낮게 하는 것은 매우 위험하다.

(4) 입욕(入浴)의 요령

목욕탕에서 뇌졸중이나 심장마비를 일으키는 수가 많다. 이것은 체온과 외기(外氣)의 차이가 크기 때문에 급격한 자극이 생겨 그것이 심장이나 혈관에 작용하기 때문이다.

목욕탕 속의 온도는 적온(適溫)이라 해도 욕실의 공기는 찰 때가 많다. 목욕으로 따뜻해진 몸이 욕조로부터 나오는 순간, 갑자기 찬 공기에 닿으면 피부혈관이나 털구멍이 수축하여 혈압을 높인다. 그 때문에 뇌졸중을 일으키기 쉽다.

이것을 막기 위해 욕실의 외풍(外風)을 막음과 동시에 욕실도 난방장치를 할 필요가 있다. 적어도 목욕할 때는 욕실에 수증기가 가득 차 있는 상태에서 해야 한다.

우리는 서양사람들에 비해 뜨거운 목욕물을 선호한다. 서구인들

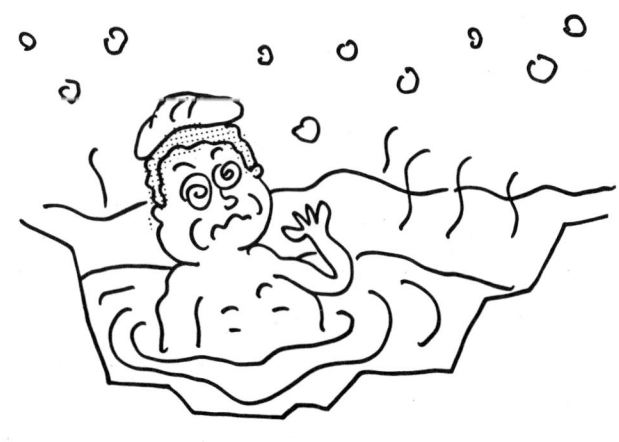

급온냉에 주의

은 39℃를 적온으로 하는데 우리는 42～43℃쯤 되어야 목욕하는 것 같다. 목욕물이 미적지근하면 감기에 든다는 생각에서다.

그러나 목욕하다 감기에 드는 것은 목욕물 때문이라기보다 오히려 입욕 방법이 잘못되었기 때문이다. 욕실의 공기가 따뜻하면 목욕물이 40℃ 이하라도 결코 감기에 들지 않는다. 미적지근하더라도 오랫동안 몸을 담그고 있으면 온몸이 후끈거리며 땀이 난다. 또 38℃정도라면 그 때문에 혈압이 오르지도 않는다. 오히려 좀 내린다.

이상과 같이 고혈압자의 목욕은 여름 같으면 38℃ 정도, 겨울이면 40℃ 정도가 적온이며 온몸을 완전히 따뜻하게 하고 욕조에서 나온 뒤에 몸을 식히지 않도록 해야 한다.

그리고 욕조안에서는 푹 앉지 말고 깔개를 사용하는 것이 고혈압자에게는 바람직하다.

(5) 배변(排便) 때의 주의점

고혈압으로 심장이나 신장이 약해져 있는 사람은 밤에 배뇨횟수가 잦아지는 이른바 빈뇨증(頻尿症)이 생기기 쉽다. 밤중에 소변을 보려고 갑자기 일어난다든가 따뜻해진 몸에 저녁의 찬 공기를 마시게 되면 갑자기 혈압이 올라서 심장의 고동이 강해져서 심할 때는 심장천식(心臟喘息), 협심증, 뇌출혈 등을 불러오게 된다.

따라서 고혈압인 사람은 밤에, 특히 겨울밤에는 방안에 변기를 들여놓고 이것을 사용하도록 한다.

화장실에서 뇌출혈이나 협심증을 일으키는 수도 많다. 특히 웅크리고 앉아서 배변하는 재래식 변소에서 그 위험이 크다. 또 한겨울 추울 때 하반신을 한기(寒氣)에 드러내고 배변하게 되므로 혈압이 오르게 된다.

그렇다고 화장실에까지 난방장치를 할 수 없는 일이니 적어도 좌변기(坐便器)라도 설치하는 것이 좋다. 그리고 좌변기를 쓸 때는 피부가 닿는 곳을 덮어주는 덮개를 꼭 해야 한다. 또 힘을 주면 혈압이 오르므로 변비가 있다면 반드시 치료해야 한다. 변비는 이밖에도 두중(頭重), 두통, 견비통, 심계항진(心悸亢進) 등의 원인이 된다.

4. 고혈압자와 성생활(性生活)

(1) 성교(性交)와 혈압

성교 때는 혈압이 오른다. 흔히 복상사(腹上死)라 하여 성교중에 뇌출혈이나 협심증, 또는 심근경색을 일으켜 사망하는 일이 있다. 이것은 개인생활에서도 가장 은밀한 행위이기 때문에 복상사의 통계는 없지만 항간에는 유명인의 죽음을 두고 여러 가지 뒷이야기도 나오고 있는 것을 보면 이 복상사가 의외로 많은 것만은 틀림없다.

성교 때 혈압의 변동 상태를 조사한 보고가 있다. 이것은 미국의 학자에 의한 것인데 그 요점은 다음과 같다.

성교 때의 흥분기(興奮期)에는 자극에 관계없이 긴장의 고조(高潮)에 수반되어 혈압이 상승한다는 것이다.

다음에 흥분이 어떤 일정 수준에 이르는 평탄기(平坦期)에는 최고혈압은 20~60mmHg, 최저혈압은 10~20mmHg의 상승이 있다. 그리고 최고조기(最高潮期), 즉 오르가슴 때는 최고혈압이 30~80mmHg, 최저혈압이 20~40mmHg 상승을 나타낸다.

그러나 이와 같이 상승한 혈압도 쇠퇴기(消退期)에는 계속 떨어져서 드디어 평상혈압으로 돌아온다.

위와 같은 혈압치의 변화는 건강하고 성적 흥분이 정상인 사람에 대한 것이므로 고혈압자의 경우에는 혈압치의 변화는 훨씬 클 것이며 반대로 자제심(自制心) 때문에 별로 혈압이 오르지 않는 수도 있을 것이다.

하지만 어느 정도의 혈압 상승은 피할 수 없다. 그것이 복상사로 이어지는지의 여부는 그 사람의 몸의 컨디션에 따라 다를 것이다.

(2) 고혈압자의 유의점

자기가 고혈압이라는 것을 아는 사람은 일반적으로 건강인에 비해 성생활에 대한 자제심이 강할 것이다.

따라서 고혈압증 그 자체가 특별히 악성(惡性)이 아니고 또 일상생활에 별 지장이 없을 정도인 사람에게는 성생활이 고혈압에 해롭다고는 볼 수 없다.

성교 때 혈압이 오르는 것은 앞에서도 말했지만 20~30mmHg의 혈압치 상승이 있어도 곧 평상혈압으로 돌아오므로 성교에 의한 혈압 상승이 그대로 위험 상태로 이어진다고는 말할 수 없다.

위에서 말한 복상사도 성교가 직접 원인이 되었더라도 그 이전에 뇌출혈이나 협심증을 일으키기 쉬운 상태에 있고 여기에 성교에 의한 혈압의 급상승이라는 조건이 더해져서 발작을 일으켰다고 생각하는 것이 타당한 생각이다.

제 4 부
고혈압의 치료법

제1장 고혈압의 식이요법(食餌療法)

1. 식생활의 합리화

(1) 식생활과 건강

음식물은 우리들의 생명을 유지하기 위해 없어서는 안되는 것이다. 우리들은 날마다 세 끼의 식사를 하고 건강을 유지하며 새로운 에너지를 보충하면서 살고 있다.

만약 우리들이 음식물을 섭취할 수 없는 상태에 빠졌다면 영양 보급이 되지 않아서 건강을 해치고 에너지는 고갈되어 마침내 그 생명은 끝나버릴 것이다.

또 음식물은 많이 먹어서 좋은 것만은 아니다. 같은 종류의 음식물이라면 양이 많은 만큼 영양가나 칼로리도 많고 에너지도 커지겠지만 한편으로 과식으로 건강을 해치게 된다.

우리들의 음식물은 항상 같은 것만은 아니다. 사람에 따라 나날의 음식물이 다르다. 1천 가지나 되는 식품 속에서 각자가 그나름의 사정에 따라 각각 다른 종류의 음식물을 취하고 있다. 그리고 그 식품들은 각각 다른 성분의 물질이며 영양소나 칼로리나 독성(毒性)

등도 다르다.

이와 같이 우리들이 날마다 먹고 있는 음식물의 내용을 세밀하게 분석하면 그 종류와 짜임새, 분량, 그밖의 점에서 조건이 다르다는 걸 알 수 있다.

또한 우리들은 각각 다른 조건으로 음식물을 취하고 이것을 오랫동안에 걸쳐 계속하고 있으므로 음식의 섭취, 즉 식생활의 자세(姿勢)가 우리들의 건강상태에 큰 영향을 끼치고 있음을 쉽게 알 수 있는 일이다.

(2) 식이요법의 의의(意義)

음식물이 건강에 커다란 영향을 끼친다고 하면 우리들은 건강의 유지, 증진을 위해 바르고 합리적인 음식물 섭취, 즉 식사를 하는 것이 매우 중요하게 된다.

그런데 실제로는 모든 사람이 합리적인 식생활을 한다고는 볼 수 없다. 불합리한 식사법을 하는 예가 많은 것이다.

자신은 합리적인 식사를 하는 걸로 생각하지만 의학적이나 생리학적으로 보면 전혀 잘못된 식사법을 하고 있는 것이 적지 않다. 그 때문에 건강을 해치거나 질병에 의해 더욱 건강을 악화시키고 있는 것이다.

그래서 건강을 유지하고 질병의 회복을 돕기 위한 방법의 하나로 옛부터 식이요법(食餌療法)이라는 것이 행해져 왔다.

이것은 말할 것도 없이 음식물의 섭취법이 우리들의 생명의 장단(長短)과 깊은 관계가 있다는 생각을 전제로 하여 수명(壽命)을 다하려는 바람의 나타남이다.

의학이 별로 발달하지 않았던 무렵부터 인간은 경험이나 그밖의 여러 방법으로 회득(會得)한 생활의 지혜를 바탕으로 여러 가지 질병에 대한 그나름의 식이요법을 고안하여 이것을 후세 사람들에게 전수해왔다. 고혈압의 경우도 예외는 아니다. 그보다도 고혈압에 대해서는 특히 식이요법이 중요하다고 생각해왔다.

(3) 영구적인 요법으로서

일반적으로 식이요법이라는 것은 병에 걸린 사람이 그 병을 고치고 건강을 되찾기 위해 의료(醫療) 행위의 일부로서 행하는 요법을 뜻한다. 따라서 식이요법만으로 병을 고치려는 것은 아닌 것이다.

그런데 고혈압이나 동맥경화의 경우에는 일반 질병에 있어서의 식이요법과는 그 성질이나 의미가 다르다. 즉 일반적인 질병 때의 식이요법은 건강상태가 어느 일정수준까지 회복할 때까지 임시로 채용하는 처치이므로 건강이 그 목표의 수준까지 호전되면 그때까지 계속해온 식이요법은 그만두거나 또는 개선하게 된다.

이에 반해 고혈압의 식이요법은 병을 없애는 것이 아니라 고혈압 체질인 사람에게 동맥경화나 그 뇌졸중, 심근경색 같은 무서운 병이 생기는 것을 될 수 있는대로 지연시키기 위한 방법인 것이다.

그러므로 고혈압에 대한 식이요법은 자기 체질에 맞도록 식생활을 합리화하여 이를 실행하는 것을 뜻한다. 어느 기간만 특별히 차림표를 만들어 이에 따라 식사하는 것이 아니라 평생토록 이 차림표에 따른 식사를 해야 한다.

(4) 실행할 수 있는 차림표를 만든다

고혈압에 있어서는 혈압이 높다고 하는 그 자체가 꼭 위험한 것만은 아니고 병인지 아닌지를 의심하는 의사조차도 있을 정도다.

그러나 고혈압이 여러 가지 위험한 질병과 관련되어 그 원인이 되고 또 결과가 되기 쉽다는 건 모든 전문의들이 수긍하고 있다.

그중에서도 동맥경화와 고혈압은 같은 병으로 볼 정도로 밀접한 관계에 있으며 또 이 2가지는 흔히 합병때에 위험한 상태에 빠지기 쉽다.

이상과 같은 사실에서 고혈압자는 될 수 있는대로 동맥경화가 생기는 것을 피해야 하는데 이 동맥경화는 일종의 성인병(成人病)이며 우리들이 살아 있는 한, 언젠가는 꼭 그 상태를 맞이해야 하는 생리현상이기도 하다.

그래서 생각할 수 있는 것이 동맥경화의 속도를 늦춤으로써 장수를 이루는 일이다. 고혈압의 식이요법도 이 동맥경화의진행에 제동을 걸 수밖에 없다. 게다가 이 제동은 평생토록 늦출 수 없는 것이다.

그렇다면 고혈압의 식이요법은 이것을 영속시키기 위한 특별한 궁리가 필요해진다. 합리적이라는 점 뿐만 아니라 실행하기 쉬운 차림이어야 하는 것이 중요하게 된다. 즉 본인이 좋아하는 식품을 될 수 있는대로 많이 먹을 수 있는 합리적인 차림이여야 한다.

(5) 육식(肉食)의 시비(是非)

고혈압에 육식이 나쁘다는 것을 믿는 사람이 많다. 육식은 혈압을 올리고 채식(菜食)은 혈압을 내리는 작용을 하므로 고혈압자가 육식을 하면 상태를 악화시킨다는 것이다.

그러나 이와 같은 생각은 오늘날은 거의 의미가 없는 것으로 되어 있다. 물론 이것은 전혀 근거가 없는 생각은 아니지만 어떤 고혈압증, 이를테면 신기능(腎機能)이 현저하게 저하되어 있는 경우라면 몰라도 고혈압에서의 육식 제한이 필수적이지는 않다는 것이 전문가들의 의견이다.

음식물로서 육류를 영양면에서 보면 단백질과 지방이 그 주성분이다. 단백질과 지방은 탄수화물과 함께 3대 영양소로 불리울 정도로 중요하다. 따라서 육식을 제한한다고 하는 것은 중요한 영양소, 특히 단백질을 제한하는 것이 되므로 영양실조가 될 위험이 있다.

말할 것도 없이 단백질은 피와 살을 만들고 호르몬이나 효소(酵素)의 원료가 되는 성분인데 우리들은 육식을 함으로써 이 중요한 영양소를 보급하고 있다.

물론 단백질은 육류 뿐만 아니라 콩, 두부, 비지 등 콩류 제품과 쌀, 보리 등에도 식물성단백질이 들어 있는데 이러한 식품들에 들어있는 식물성단백질에는 필수(必須)아미노산의 양이 적고 또는 어떤 종류의 아미노산은 없는 것도 있다.

단백질이 음식물로서 우리들의 몸속으로 들어가면 영양으로서 이용되고 분해된다. 그 나머지 것은 신장으로부터 배설된다.

이 경우 신장의 기능이 나쁘면 배설이 제대로 되지 않아서 해로운 찌꺼기가 몸안에 쌓이게 된다. 이런 것을 피하기 위해서 신장병을 수반하는 고혈압에 있어서는 어느 정도의 단백질 제한, 즉 육식을 삼가할 필요가 있다.

그러나 신장에 이상이 없는 고혈압에서는 단백질을 제한하지 않고 필요량인 체중 1kg당 1.5g을 섭취하는 것이 건강 유지를 위해 중요하다.

(6) 육식과 동맥경화의 관계

단백질을 충분히 섭취해도 그 때문에 혈압이 오르는 일은 없다고 한다. 에스키모는 거의 육류만을 상식(常食)하고 있는데도 고혈압자는 적다.

다만 동물성 단백질로서의 육류는 지방도 많이 포함하고 있다는 걸 알아야 한다. 이 지방에 포함되어 있는 콜레스테롤이 동맥경화를 일으키는 물질이라는 것이며 몸안의 콜레스테롤도 많아지므로 동맥경화가 있는 사람은 육식을 너무 많이 하지 않도록 주의해야 한다.

2. 주요식품의 성질과 작용

(1) 단백질

단백질에 대해서는 위에서도 말했지만 지방, 탄수화물과 함께 3대 영양소로 불리우는 매우 중요한 영양소다.

우리들이 음식물을 섭취하는 것은 생리적으로 해석하면 음식물을 혈액화(血液化 : 영양화)하여 몸의 각부(各部)의 조직을 길러가기 위해서다.

그러나 이와 더불어 음식물은 또하나의 중요한 구실을 하고 있다. 이것은 에너지원으로서의 구실이다. 우리들은 음식물을 에너지화(化)하여 손이나 발을 움직이고 말을 하며 일상생활을 하고 있다. 잠자고 숨쉬는 것만으로도 에너지가 필요한데 활동을 많이 하려면 그만큼 많은 에너지가 필요하다.

이 에너지는 음식물로서 섭취한 영양소가 몸속에서 연소하여 만들어진다. 활동에 의해 소모되는 에너지의 양은 연소에 의해 발생하는 열량(熱量)으로 나타난다. 그 열량의 단위가 칼로리(kcal)다.

그런데 보통 활동하고 있는 성인의 경우에는 하루에 2300kcal를 표준량으로 하고 심한 노동을 하는 사람이나 운동선수는 3000kcal 이상이 필요하다.

이 필요량의 칼로리를 음식물을 취함으로써 채우고 있는데 이 경우, 단백질을 어느 만큼 필요로 하는가에 대해서는 나이, 직업, 그밖의 조건에 따라 달라진다. 이를테면 유아기나 소년기에는 음식물에 단백질이 차지하는 비율이 커야 하고 노인의 경우는 그 비율이 적은 것이 바람직하다.

일반적으로 말하면 체중 1kg에 대해 1.5g의 단백질을 취하는 것이 바람직하다는 것이다. 체중 55kg인 사람은 단백질이 자치하는 비율이 하루에 80g 정도가 된다.

단백질 1g의 열량은 4kcal이므로 하루에 80g의 단백질을 취하면 320kcal가 된다. 하루의 표준량 2300kcal중, 320kcal를 단백질 식품에서 취하면 나머지 1980kcal는 지방, 탄수화물과 그밖의 식품에서 취하지 않으면 안된다는 계산이 된다.

단백질이 많은 식품

음식물로서의 단백질은 여러 가지 종류의 아미노산이 포함되어 있다. 그 조합의 차이에 의해 단백질식품의 질(質)이 다르다. 즉 같은 단백질이라도 비교적 영양가가 높은 것과 그렇지 않은 것으로 나눌 수 있다.

단백질은 동물성인 것과 식물성인 것으로 나눠지는데 이 가운데 동물성단백질을 많이 포함하는 식품으로는 쇠고기, 돼지고기, 닭고기, 생선, 조개류, 계란, 우유 및 유제품이다.

이 중에 계란, 우유 등은 영양가가 높은 양질 단백질을 많이 포함하고 있다.

식물성 단백질의 대표적인 식품은 콩 및 그 가공품인 두부, 두유, 청국장 등이다. 쌀이나 보리 등도 양은 많지 않지만 단백질을 포함하고 있다.

(2) 탄수화물류(炭水化物類)

단백질이나 지방과 함께 3대영양소의 하나인 탄수화물은 녹말질 또는 당질(糖質)인데 주로 활동에 필요한 에너지원이 된다.

탄수화물을 많이 포함하는 식품으로는 쌀, 보리 등의 곡류, 감자류, 설탕 등이 있다. 탄수화물 1g은 4kcal이므로 단백질과 같은 양인데 우리들은 주로 탄수화물을 많이 섭취하는 습관이 있어서 상대적으로 단백질 섭취가 줄어들어 서양사람들에 비해 체위(體位)가 뒤진 원인이라고 말해져왔다.

이 탄수화물은 몸속에서 이용되어서 물과 탄산가스가 되고 몸밖으로 배설된다. 그러나 필요 이상으로 탄수화물, 즉 쌀밥이나 설탕 등을 먹게 되면 그 남아도는 것이 지방이 되어 몸안에 쌓이게 된다. 그래서 비만의 원인이 된다.

탄수화물은 칼로리원으로는 중요한 음식물이지만 단백질만큼 몸의 조직을 만들고 기르는 면에는 별 도움이 되지 않는다. 그러므로 몸의 성장을 위해서는 탄수화물보다 단백질을 많이 섭취해야 한다. 또 뼈의 발육을 위해서는 칼슘을 섭취하는 것이 좋고 몸의 기능을 좋게 하기 위해서는 비타민류를 섭취하는 것이 좋다. 칼로리원으로는 탄수화물보다 지방을 섭취하는 것이 효율적이다.

이렇게 볼 때 탄수화물 식품으로서의 쌀, 보리, 감자 등은 영양소로서는 별로 가치가 없는 것이다.

그러나 우리들은 육류만 먹는다든가 칼슘이나 비타민만 먹는 것은 아니다. 때로는 다른 식품을 먹고 싶을 때가 있다. 쌀밥보다도 버터가 더 고(高)칼로리라 하여 쌀이나 빵 대신 버터만 먹을 수도 없다.

즉 음식물에 대한 기호의 문제도 있고 습관문제, 식량생산문제, 가격문제 등이 있다. 우리들이 탄수화물 식품을 칼로리원으로 섭취하고 있는 것은 이러한 문제들을 종합 처리하여 단백질이나 그밖의 식품과 함께 드는 것이 타당하다고 생각하기 때문이다.

탄수화물식품을 섭취하는 것은 타당하다 하더라도 그 섭취법이 합리적이 아니면 오히려 건강을 해친다. 앞에서 말했듯이 탄수화물의 과잉섭취는 칼로리의 과잉섭취가 되어 비만으로 이어진다.

또 단백질이나 지방, 그밖의 식품과의 비율이 적당치 않을 경우에는 발육이나 기능을 방해하여 질병의 원인이 된다.

이상과 같은 사실에서 탄수화물식품의 하루 적량은 부식(副食)에도 따르겠지만 약 350g이라고 보고되어 있다. 이것은 쌀밥 6공기에 감자 1개를 곁들인 분량이 된다.

(3) 지방류(脂肪類)

지방은 우리들의 몸을 보호하는 구실을 하고 있다. 또 뇌나 신경을 비롯하여 몸의 각 부분의 성분이 되거나 칼로리원으로는 단백질이나 탄수화물의 2배 이상 되는 고(高)칼로리를 갖는 매우 중요한 식품이다.

이와 같이 지방은 영양소로도 또 칼로리원으로서도 매우 귀중한 물질인데 지방을 필요 이상으로 섭취하면 비만을 불러오기 쉽다. 이것은 말할 것도 없이 지방의 고칼리성 때문이다.

즉 지방은 단백질이나 탄수화물에 비해 2배 이상의 칼로리를 가지고 있으므로 지방 100g을 먹는다는 것은 단백질이나 탄수화물을 200g 이상 먹었을 경우의 칼로리에 해당되는 것이다.

칼로리의 과잉섭취가 비만의 원인이 된다는 것은 여러 차례에 걸쳐 설명하였거니와 지방의 과잉섭취는 결국 칼로리의 과잉 섭취가 되어 비만을 불러오는 것이다.

또한 지방은 콜레스테롤이라 불리우는 물질을 포함하고 있어서 동맥경화에 나쁜 영향을 준다고 한다.

이 콜레스테롤은 동물성 지방에 많아서 지방을 많이 섭취하면 혈액 속의 콜레스테롤 농도가 높아져서 이것이 혈관벽에 침착하여 동맥경화가 된다는 것이 정설로 되어 있다.

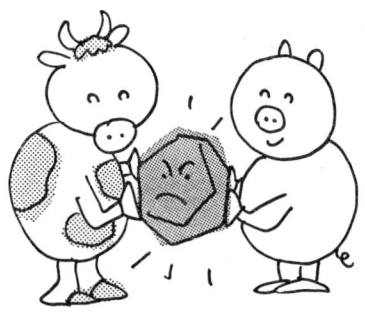

지방은 동맥경화에 나쁜 영향을 미친다

콜레스테롤은 뇌수(腦髓)나 신경, 담즙(膽汁), 성(性)호르몬의 성분으로서 필요한 물질인데 너무 많아지면 혈청(血淸)콜레스테롤 농도가 높아진다. 젊은 사람들은 이것을 많이 먹어도 처리할 능력이 크므로 별로 장애가 없지만 중년 이후는 처리능력이 떨어져 혈액 속에 콜레스테롤이 많이 쌓이게 된다.

그리고 또 지방은 혈액의 응고성(凝固性)과 관계가 있다. 혈액은 몸밖으로 나오면 굳어지는 성질, 즉 응고성을 가지고 있는데 몸안에서는 굳지 않는다.

그런데 동맥경화가 있으면 몸안에서는 굳어지지 않아야 할 혈액이 굳어지기 쉽게 된다. 이른바 혈전(血栓)이라는 상태다.

이 혈전이 뇌동맥에 쌓이면 뇌혈전(腦血栓)을 일으켜 반신불수(半身不隨)가 된다. 또 관상동맥에 쌓이면 심근경색을 일으켜 사망하게 된다. 이러한 혈전을 만드는 작용을 하는 물질이 주로 동물성 지방에 많이 들어 있다.

물론 지방식품을 들지 않는 사람도 콜레스테롤은 몸속에서 만들어지는데 이것은 단백질이나 탄수화물도 몸안에서는 지방으로 바꿔어 칼로리가 되고 남아도는 것은 쌓이게 된다. 그러나 동물성지방에 비하면 그 양은 그다지 많지 않다.

지방식(脂肪食)의 적량

지방은 중요한 영양소인 반면 동맥경화를 다스리는 식품이므로 고혈압이나 동맥경화가 있는 사람에게는 지방분의 섭취량이 매우 중요한 문제가 된다.

통계에 따르면 지방 섭취가 총칼로리의 40%에 이르는 사람의 경우, 동맥경화에 의한 사망률이 높고 20%에 미치지 못하는 사람은 동맥경화에 의한 사망률이 낮아진 걸로 되어 있다.

또 같은 지방식품 중에서도 그 구성에 관계가 있는 지방산(脂肪酸)이 불포화도(不飽和度)가 높은 것은 사망률이 낮다는 것이다.

지방산이란 지방의 성분을 말하는 것으로 포화지방산(飽和脂肪酸)과 불포화지방산(不飽和脂肪酸)이 있으며 이 가운데 포화지방산은 콜레스테롤을 증가시키고 불포화지방산은 반대로 콜레스테롤을 줄이는 작용을 한다.

여러 식품에 포함되는 지방의 지방산

	포화지방산				불포화지방산			
	총량	파르비친산	스테아린산	기타	총량	오래인산	리솔산	기타
쇠 고 기	50	29	20	1	50	46	2	2
돼 지 고 기	40	27	12	1	60	48	6	6
새 고 기	34	26	7	1	66	40	21	5
삼 치	26	19	4	3	74	26		48
장 어	24	18	2	4	76	38		38
우 유	59	27	12	20	41	35	3	3
계 란	34	26	7	1	66	47	8	11
돼 지 기 름	40	23	8	0	60	48	11	1
버 터	59	27	12	20	41	35	3	3
식물성양질 마 가 린	27	22	3	2	73	60	9	4
콩 기 름	18	9	6	3	82	21	55	6
옥 수 수 기 름	12	8	3	1	88	30	55	3

그리고 각종 식품에 포함되는 지방의 지방산의 성분은 앞의 표와 같은데 동물성인 지방에는 포화지방산이 많고 식물성인 지방에는 불포화지방산이 많다.

그런데 일반 사람들의 지방 섭취량은 날로 불어나는 추세에 있는데 요즘은 36g 이상이 된다는 보고가 있다. 이것을 미국과 비교하면 미국에서는 동맥경화환자의 식사요법으로 총칼로리의 30%로 지방을 제한하고 있다. 이것은 약 40g에 해당한다.

이렇게 볼 때 우리들의 지방 섭취는 미국의 동맥경화 환자의 식이요법에서 제한하는 양보다 적은 것이다.

따라서 우리들은 아직도 지방섭취를 더 많이 해야 한다는 얘기가 된다. 그렇다면 우리들의 동맥경화가 지방의 과잉섭취와는 별로 관계가 없다는 말이 된다.

다만 우리들 중에는 지방식을 평균 이상으로 하고 있는 사람도 있을 것이고 또 이미 동맥경화가 진행되어 있는 사람도 있을 것이므로 이런 사람에게는 지방분 섭취를 제한할 필요가 있다. 이 경우의 제한은 하루 35g 이하가 바람직하고 동맥경화가 심한 사람은 20g으로 제한해야 한다.

(4) 비타민류

단백질, 탄수화물, 지방은 3대 영양소라 하여 음식물로서 우리들의 몸속으로 들어가면 분해되어 열을 내며 활동의 에너지원이 되기도 하고 몸의 구성분(構成分)이 되기도 한다.

음식물에는 위의 3대 영양소 외에 칼슘, 나트륨, 철 그밖의 미네랄(무기질)을 포함하는 것도 있어서 이것들은 칼로리원은 되지 않지만 몸의 어느 부분의 조직에 필요하며 또 몸안에서 여러 가지 화학반응에 관계한다.

이 비타민은 유기질인데 인간이나 동물이 이 비타민을 섭취하지 못하는 상태에 빠지면 발육이 그치고 몸의 기능이 제대로 되지 않아 여러 가지 질병을 일으킨다는 것이 밝혀졌다.

이러한 작용을 하는 비타민은 지금부터 50여년 전에 처음으로 발견된 물질인데 발견된 순서로 A, B, C…로 부호가 붙여지거나 그 작용과 관련지어 명명되었는데 현재 약 20가지가 발견되어 있고 앞으로도 계속 발견될 가능성이 있다.

그런데 비타민은 단백질, 지방, 탄수화물 같은 영양소와 같이 식물(植物)이 생산하는데 동물은 비타민을 생산하지 못한다.

인간은 탄수화물을 섭취하여 몸안에서 이것을 지방으로 바꾸기는 하지만 비타민은 만들지 못한다. 인간 이외의 동물도 마찬가지다. 즉 식물만이 비타민을 만들 수 있다.

그래서 우리가 몸의 발육이나 기능을 좋게 하기 위해서 없어서는 안되는 비타민을 섭취하는 방법으로는 비타민이 들어 있는 식물을 먹거나 그 식물을 먹음과 동시에 비타민이 들어 있는 동물을 먹을 수밖에 없다.

또 비타민은 우리들의 몸속에서 이용된 다음 파괴되어서 몸밖으로 배출된다.

따라서 일정량의 비타민을 보급할 필요가 있다.

이 일정량의 비타민은 대략적인 기준이 있어서 그 기준을 웃도는 비타민은 섭취해도 어떤 것은 몸안에 저장되지 않고 남아 있다가 몸밖으로 배출되어 버린다. 그리고 위장에 흡수되지 않거나 장안에 있는 세균에 의해 파괴되거나 간장기능이 나빠서 제대로 이용되지 않기도 한다. 그래서 비타민은 몸안에서 항상 모자라기 쉬운 상태에 있는 것이다.

그리고 비타민에는 물에 녹는 수용성(水溶性) 비타민과 기름에 녹는 지용성(脂溶

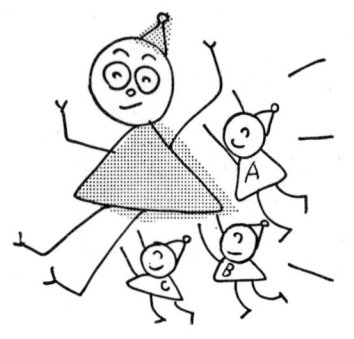

비타민은 다른 영양소의 작용을 도와서
몸의 기능을 조절한다

性) 비타민이 있으며 수용성 비타민은 많이 먹더라도 일정량만 이용된 후 나머지는 배설되고, 지용성 비타민은 간장에 저장되어 부족할 때 이를 보충한다.

또 비타민C는 열(熱)에 약하고 비타민 B₂는 햇빛에 약한 특질이 있으므로 비타민C를 포함하는 음식물을 지나치게 삶거나 구워먹으면 비타민C는 파괴되어 버린다.

그러면 비타민이 모자라면 우리 몸에 어떤 장애가 생기는지 그 대표적인 예를 살펴보기로 한다.

지용성 비타민 부족

지용성 비타민이 부족하게 되면 다음과 같은 증상이 나타난다.

비타민A 결핍 : 야맹증(夜盲症)이 되고 피부나 점막이 약해져서 세균 감염에 대한 저항력이 떨어진다.

비타민D 결핍 : 뼈가 약해지거나 상해져서 구루병(꼽추)이 되고 칼슘의 신진대사가 나빠진다.

비타민K는 혈액의 응고(凝固)와 관계가 있다. 이것이 결핍되면 외상(外傷) 등으로 출혈이 생기고 쉽게 지혈(止血)이 되지 않는다.

비타민E는 생식작용(生殖作用)과 관계가 있는데 이것이 결핍되면 여성의 경우 불임증(不妊症)이 된다.

수용성 비타민 부족

수용성 비타민이 부족하면 다음과 같은 증상이 나타난다.

비타민B₁ 결핍 : 탄수화물이나 그밖의 영양소 대사(代謝)에 장애를 일으켜 신경의 활동을 방해하는 등 매우 복잡한 영향을 끼친다.

그 대표적인 질병이 각기병(脚氣病)이다. 즉 말초신경(末梢神經)의 지각(知覺)이 마비되어 손가락끝, 입언저리, 발등 및 하퇴부(下腿部) 등이 저린다.

또 건반사(腱反射)가 약해져서 운동실조(運動失調)를 일으키고 근육통, 부종, 동계(動悸) 등도 나타난다.

비타민B₂는 성장촉진 비타민인데 이것이 결핍되면 입안이나 입술의 점막이 상해서 구각염(口角炎), 설염(舌炎) 등을 일으킨다.

비타민B₆은 단백질의 대사와 관계가 있는데 이것이 결핍되면 동물실험에서 쥐는 피부염을 일으킨다.

비타민B₁₂는 조혈작용(造血作用)에 관계가 있는데 이것이 결핍되면 악성빈혈을 일으킨다.

니코틴산은 나이아신이라고도 불리우고 비타민으로서 이것이 결핍되면 피부나 위장에 장애가 생긴다. 심할 때는 정신증상도 생긴다.

비타민C 결핍 : 내장의 점막이나 피하조직(皮下組織)의 저항이 약해져서 출혈하기 쉽게 되어 괴혈병(壞血病)을 일으킨다. 또 폐렴이나 그밖의 감염증에 걸리면 회복이 더디게 된다.

비타민P 결핍 : 모세혈관의 저항이 떨어져 피하출혈(皮下出血)을 일으키기 쉽다.

이 외에도 이노시톨 및 코린이라는 비타민B군에 속하는 물질이 있어서 지방, 특히 콜레스테롤의 신진대사에 관계가 있다고 한다. 이것이 모자라게 되면 동물실험에서 쥐의 번식과 성장이 나빠진다.

비타민류가 많은 식품

위에서 말한 것처럼 비타민류가 부족하게 되면 건강을 해치기 쉽고 또 비타민은 부족하기 쉬운 물질이므로 일상적인 음식에서 이 비타민이 부족하지 않도록 주의할 필요가 있다.

비타민류를 많이 포함하는 식품을 종류별로 들어보면 다음과 같다.

비타민A : 쇠간, 돼지간, 각종 조류간(鳥類肝), 버터, 계란 노른자위, 멍게, 뱀장어, 메뚜기, 바다장어, 당근, 시금치, 부추, 쑥갓, 순무잎, 무잎, 애호박, 고구마잎, 파슬리, 김, 엽차(녹차), 귤, 비파, 앵두, 살구, 곶감.

비타민B₁ : 돼지고기, 명란, 연어알, 쌀, 현미, 밀, 밀의 배아(胚芽), 겉보리, 피, 수수(기장), 옥수수, 깨, 호도, 산초(山椒), 강낭콩, 팥, 완두콩, 땅콩, 콩, 표고버섯, 해조류(海藻類), 녹차, 멍게, 붕어, 굴, 조개류.

비타민B₂ : 콩, 콩자반, 푸른콩, 강낭콩, 쌀, 밀배아, 셀러리, 양배추, 토마토, 아스파라가스, 무잎, 순무잎, 시금치, 고사리, 쑥갓, 김치, 레타스, 파슬리, 부추, 송이버섯, 계란, 메추리알, 오리알, 멍게, 연어알젓, 빙어(氷魚), 미꾸라지, 청어.

비타민B₄ : 밀, 보리, 콩, 팥, 돼지고기, 쇠고기, 꿀, 정어리, 게, 삼치, 고등어, 대구, 계란 노른자위.

비타민B₁₂ : 육류, 계란, 효모(酵母), 간(肝), 바지락, 민물조개(고동).

니코틴산 : 효모, 배아, 우유, 육류, 간, 계란, 땅콩.

비타민C : 귤, 레몬, 오렌지, 딸기, 간, 피망, 토마토, 파슬리, 셀러리, 칼리플라워, 시금치, 무, 김, 순나물.

비타민D : 표고버섯, 송이버섯, 고비, 은행, 청어, 바닷말.

비타민E : 현미, 밀배아, 땅콩, 완두콩, 콩기름, 면실유, 쌀겨기름, 옥수수, 우유, 계란 노른자위, 버터, 오트밀.

비타민K : 토마토, 양배추, 칼리플라워, 시금치, 당근, 해조류.

비타민P : 귤, 레몬, 오렌지, 레타스, 양배추, 복숭아, 자두, 시금치, 메밀.

코린 : 간(肝), 생선가루, 대구, 계란노른자위, 밀배아, 콩, 땅콩, 효모.

이노시톨 : 밀, 쌀배아, 콩나물, 콩, 토마토, 당근, 쇠간, 쇠고기.

고혈압에 유효한 비타민류

위에서 말한 식품 외에도 물론 비타민류를 많이 포함하는 식품은 많다.

또 어떤 비타민이나 각각 건강유지에 필요한 물질인데 특히 고혈압 개선이나 예방에 좋은 영향을 주는 것은 다음과 같다.

우선 비타민 A는 혈압을 내리는 작용이 있다는 설이 있다.

비타민 B₁은 뇌졸중 뒤의 마비를 개선하는 효과가 있다. 따라서 비타민 B₁이 많은 식품을 많이 들도록 한다.

비타민 C, 비타민 P 루틴 등은 혈관을 강하게 하는 작용을 한다.

비타민 B₁ 및 B₂, 비타민 A, E, C, 코린, 니코틴산, 이노시톨 등은 혈액 속의 콜레스테롤 농도를 낮추는 작용을 한다고 하니 동맥경화 예방이나 개선에 유효하다.

(5) 무기질류(無機質類)

무기질은 미네랄이라고도 하며 몸을 만드는 데 필요한 물질임과 동시에 여러 가지 활동을 하는 데 없어서는 안되는 물질이다.

우리들의 몸에 필요한 미네랄의 주요한 것으로는 칼슘, 인(燐), 철, 요드, 유황(硫黃), 나트륨, 염소(鹽素), 마그네슘, 불소(弗素), 구리, 아연(亞鉛), 망간, 코발트, 규소(硅素) 등이 있다.

이러한 미네랄들은 우리들이 일상적으로 먹고 있는 각종 음식물에 들어 있어서 대개는 필요량을 대주고 있으므로 굳이 보충할 필요는 없으나 칼슘만은 모자라기 쉽다.

이 칼슘은 주로 뼈의 발육에 관계되는 물질인데 이것이 모자라게 되면 뼈의 발육이 나빠진다. 이것을 방지하려면 작은 생선을 통째로 먹는 것이 좋으며 또 우유를 마시는 습관을 들이는 것도 효과가 있다.

이와는 반대되는 것이 나트륨이다. 나트륨은 식염(염화나트륨)으로서 과잉섭취하는 경향이 있고 이것이 고혈압이나 그밖의 질환에 나쁜 영향을 끼치고 있다는 것이 밝혀졌다. 그 관계에 대해서는 다음에 장을 바꾸어 설명하기로 한다.

3. 식염(食鹽)은 경계해야 한다

(1) 식염의 성분과 작용

식염의 성분은 염소(鹽素)와 나트륨이 화합된 염화나트륨이다. 식염 1g 속에는 염소와 나트륨이 6 : 4의 비율로 들어 있다.

이같은 성분을 가진 식염은 우리들이 살아가는 데 있어서 없어서는 안될 물질이다. 즉 몸안에 식염이 결핍되면 몸이 나른해지고 두통, 구역질이 나며 심한 경우에는 경련을 일으켜 혼수상태에 빠진다.
그런데 우리들은 특별히 식염을 섭취하지 않아도 필요량은 날마다 여러 가지 식품에 들어 있는 것으로부터 덤으로 섭취하고 있다. 따라서 평소의 식사를 하고 있으면 몸안에 식염이 모자라는 일은 없다.

(2) 식염은 혈압을 올린다

식염은 우리들의 몸에 필요한 물질이지만 필요 이상으로 섭취하게 되면 고혈압의 원인이 된다. 이것은 많은 동물실험에서 증명되고 있다.

이를테면 쥐에게 물 대신 소금물을 계속 투여하면 쥐는 고혈압이 된다. 토끼나 닭도 마찬가지다.

또 이렇게 해서 혈압이 높아진 쥐의 혈액을 다른 쥐에게 수혈해 보면 역시 고혈압이 생긴다.

이와 반대로 염분을 전혀 취하지 않게 되면 고혈압자의 혈압이 어느 정도 낮아지는 것도 증명되었다.

이와 같이 식염이 혈압을 올리는 것은 식염에 들어 있는 나트륨 때문이라는 것이다.

이 나트륨은 식염 이외의 것에도 들어 있다. 이를테면 중조(重曹 : 중탄산소다)가 그것이며 달리 산성탄산(酸性炭酸)나트륨이라고도 부른다.

(3) 감염식(減鹽食)의 효과

식염의 과잉섭취가 고혈압이나 동맥경화에 나쁘다는 것은 의문의 여지가 없다. 또 식염의 섭취량을 차츰 줄여가면 고통을 느끼지 않고 혈압을 내릴 수 있다.

그래서 고혈압 증상이 심한 사람이나 동맥경화가 있는 사람의 식이요법에서는 식염의 섭취량이 제한되는데 이것을 일반적으로 감염식요법(減鹽食療法)이라고 한다.

그러면 구체적으로 어느 정도의 식염을 섭취하면 되는가. 일반적으로 하루에 섭취하는 식염의 양을 6~8g 이하로 제한하는 것이 적당하다. 이 수치의 근거는 하루에 6~8g을 취해도 식염을 전혀 들지 않는 것과 마찬가지로 혈압을 내리는 효과가 있으므로 굳이 무염식(無鹽食)을 할 필요는 없다는 것이다.

이 식염 6~8g이라는 양은 1.5 작은술의 분량인데 하루에 2 작은술을 들게 되면 과잉섭취가 된다. 예를 들어 매실장아찌 1개는 2~3g의 식염을 포함하고 있으므로 이것을 2개 먹으면 그것만으로 하루 식염섭취량을 취한 셈이 된다. 거기에 된장국이나 각종 반찬을 들게 되면 이미 제한량을 초과하게 된다.

주의할 것은 우리들이 날마다 먹고 있는 식품 속에는 전혀 짜지 않은 것도 상당히 많은 식염이 들어 있는 것이 적지 않다는 사실이다. 이를테면 국 같은 음식에는 소금을 쳐서 간을 맞추게 되므로 의외로 많은 양의 식염을 포함하게 된다.

이와 같이 우리들이 입맛으로 느끼는 단맛이나 짠맛이 꼭 실제의 식염 함유량과 일치하는 것은 아니기 때문에 자신은 감염식을 실행한다고 해도 실제로는 제한량을 넘어서 과잉섭취가 되는 수가 많다.

(4) 가공식품의 식염함유량

우리들이 날마다 먹고 있는 식품 중에는 식염을 포함해서 가공한 것을 분명히 알 수 있는 것과 그렇지 않은 것이 있다.

따라서 고혈압이나 그밖의 질환 때문에 감염식을 할 필요가 있는 사람은 자기의 혀나 눈으로 식염의 유무를 확인할 것이 아니라 어떤 식품에는 어느 정도의 식염이 들어 있는가를 구체적인 수치로 표시한 표를 마련하여 이에 따라 차림을 짜고 제한량을 넘지 않는 식염의 섭취법을 하도록 한다.

가공식품의 염분 함유량

식 품 명	목표량	중량(g)	염분량(g)
식 빵	2조각	120	1.6
국 수	1그릇	300	0.3
메 밀 국 수	〃	250	0.0
청 국 장	1큰술	18	1.1
된 장	〃	18	2.3
간 장	〃	18	2.7
감 염 간 장	〃	18	2.0
소 스	〃	16	0.9
마 요 네 즈	〃	14	0.3
토 마 토 케 첩	〃	18	0.6
생 선 포	1조각	55	3.5
뱅 어 포	2큰술	10	1.2
말 린 정 어 리	2마리	30	1.3
어 묵	3조각	60	1.5
생 선 꼬 치 구 이	1개	120	3.0
생 선 찜	큰 것 1장	80	1.6
계 란 말 이	1조각	33	0.4
생 선 튀 김	큰 것 1장	75	0.9
버 터	1큰술	13	0.2
치 즈	1/6장	40	1.1
햄	1조각	15	0.4
베 이 컨	〃	10	0.2
고 추 냉 이 절 임	1큰술	10	0.3
마 늘 장 아 찌	2조각	20	1.0
단 무 지	〃	15	1.1
무 절 임	1큰술	30	2.3
배 추 절 임	1조각	50	0.9
생 강	작은 것 1개	10	0.1
매 실 장 아 찌	1개	10	2.1

(5) 감염식의 실행 요령

식염의 섭취량을 제한하여 감염식을 실행하기란 의외로 간단치 않다. 이제까지 20～30g의 식염을 들던 사람이 하루에 6～8g으로 제한하면 음식이 싱거워서 음식맛을 잃게 된다.

따라서 단번에 제한량까지 줄이지 말고 서서히 감염식으로 바꿔 가는 것이 좋다. 병원에서도 여러 단계로 나누어 감염을 해간다.

원래 우리들이 식염을 지나치게 드는 것은 그것이 필요해서라기 보다 기호에 의한 것이며 또 습관이다. 이 습관을 서서히 개선해가 면 하루에 6～8g의 염분만으로 충분하며 나중에는 15～20g의 식염 을 몸이 받아주지 않게 된다.

일반적인 경우에 감염식을 서서히 실행하게 되면 대개 2개월 뒤 에는 식염의 섭취량을 반으로 줄일 수 있다고 한다. 즉 반감해도 음 식맛이 별로 싱겁게 느껴지지 않게 된다.

(6) 감염식의 조리 요령

음식물의 식염량을 적게 하면 당연히 요리가 싱거워진다. 평소에 싱거운 요리를 먹지 않던 사람이 이와 같은 싱거운 요리를 먹었을 때는 전혀 음식맛을 느끼지 못하게 된다.

그래서 일정량의 식염을 요리에 쓸 경우에 어떻게 하면 짭짤하 고 얼큰한 요리의 맛을 낼 수 있는가가 여러 가지로 궁리되어 왔다. 말하자면 감염식을 맛있게 만드는 비결이다.

그 하나는 식염을 중점적으로 사용하는 일이다. 제한량을 여러 가지 요리에 나누어 쓰면 어떤 요리도 모두 싱겁게 되어 버린다. 이 경우에 쓰는 제한량은 식염외에 식염이 들어 있는 조미료, 즉 된장, 간장, 소스, 케찹 등에 들어 있는 식염의 양까지 합친 양이므로 자 칫하면 간장을 쓸 수 없는 요리가 되기 쉽다.

또 생선조림이나 건어물 등에는 생각보다 많은 염분이 들어 있 으므로 웬만큼 주의깊게 차림을 마련하지 않으면 감염의 성과를 올 릴 수 없게 된다.

식염을 중점적으로 사용하는 방법은 이를테면 생선구이에 소금을 뿌려서 먹고 그 외의 요리에는 소금을 쓰지 않도록 하는 것이다. 이 경우, 소금외에 레몬식초 같은 것을 더하면 한층 짭짤한 맛을 느낄 수 있다. 또 무염(無鹽)의 요리에는 설탕을 치는 것도 생선구이에 짠맛을 내게 한다.

일반적인 유의점으로는 생선, 육류, 야채 등에는 그 조리에 소금을 쓰는 것보다, 쓰지 않고 찌고, 굽고, 절여서 먹을 때 소금이나 간장으로 간을 맞추는 편이 같은 양의 염분이라도 더 짜게 느껴진다.

조미료나 향료의 이용

감염식으로 싱거운 요리가 되는 것은 피할 수 없다. 그 때문에 입맛이 떨어지는 예가 많다.

그래서 맛의 단조로움을 피하기 위해 여러 가지 조미료나 향료를 이용하여 요리에 변화를 주고 환자의 식욕을 돋구는 방법이 필요해진다.

이를테면 식초, 사과, 유자, 레몬 등의 신맛을 이용한다. 일반적으로 식초를 쓰는 요리에는 소량의 소금을 더하게 되는데 감염식의 경우에는 소금을 쓰지 않고 설탕, 화학조미료 등을 써서 맛에 변화를 주게 된다.

식초를 사용한 요리를 좋아하지 않는 사람도 있는데 이것은 식초를 너무 많이 썼을 경우가 많다. 그러므로 식초를 묽게 하여 그 대신 설탕을 피하고 무나 순무를 채쳐서 곁들이면 소금이나 간장을 쓰는 양념 대신이 된다. 그 정도면 식초를 싫어하는 사람이라도 어느 정도 구미에 맞을 것이다.

향료에는 여러 가지가 있지만 향료뿐만 아니라 식품 그 자체의 향(香)을 향료로써 이용하고 또 색깔면에서 요리에 변화를 주도록 하면 된다.

즉 파슬리, 생강, 지초잎, 난초잎, 마늘 등은 각각 그 나름의 향기를 가지고 있다. 이러한 식품들의 색깔이나 향을 이용함으로써 감염에 의한 맛의 단조로움을 피할 수 있다.

요리의 온도의 중요성

요리의 맛은 요리의 온도(溫度)에 좌우되는 수가 많다. 이를테면 국 같은 것은 따끈한 것이 좋고 샐러드는 차가워야 더 맛이 있다. 감염식의 경우에는 식염의 양이 제한되어 간이 싱거워지게 마련이므로 각 요리를 그 요리에 알맞는 온도로 해서 먹도록 하면 맛있게 먹을 수 있다.

날식품을 많이 쓴다

일반적으로 가공식품은 보존이나 저장할 필요가 있기 때문에 날식품에 비해 염분이 많다.

즉 생선 같은 것은 잡자마자 곧 소비자에게 전해질 것이라면 특별히 소금을 써서 간을 하지 않는다.

이에 반해 잡아서 시장에 출하될 때까지 시간이 걸리는 것이나 시장이나 가게에 장기간 진열될 생선에는 미리 소금을 쳐서 간을 함으로써 부패를 막는다. 즉 건어물, 젓갈, 어묵 등이 그 예이며 모두 많은 양의 염분이 들어 있다.

쇠고기나 돼지고기도 이것을 햄이나 소세지, 베이컨 등으로 가공할 때는 많은 식염을 쓴다. 통조림도 마찬가지다.

이와 같이 가공식품은 날식품에 비해 일반적으로 식염의 함유량이 많으므로 감염식의 차림을 꾸밀 때는 될 수 있는 대로 가공식품을 쓰지 않고 날식품을 재료로 해서 일정량의 내에서 식염을 써서 맛을 내도록 하면 식염을 과잉섭취하는 일도 없어진다.

(7) 감염간장의 이용

가정에서 사용하는 보통 간장에는 약 20%의 식염이 들어 있다. 이것은 1 작은술의 분량(약 5cc)에 식염 1g이 포함되어 있는 비율이다.

따라서 찜이나 찌개를 할 경우, 5~6 작은술 분의 간장을 쓰면 그것만으로도 하루의 식염제한량이 된다.

그런데 감염간장, 즉 국간장을 이용하면 매우 편리하다. 이 국간장은 식염의 양이 8~10%이므로 보통 간장의 2분의 1의 염분밖에 되지 않는다. 따라서 양적으로 보통 간장의 2배를 써도 식염이 과잉섭취되지 않는다.

맛에 있어서는 보통 간장만 못하다는 사람도 있으나 많이 쓸 수 있다는 점에서 싱거운 맛을 보충할 수 있고 또 색깔도 진해지므로 감염식 조리에서는 매우 유용하다.

그리고 간장 뿐만 아니라 모든 조미료는 눈짐작으로 쓰지 말고 반드시 계량컵 같은 기구를 이용해야 한다.

4. 신장병이 있는 경우의 식이요법

(1) 신장병과 고혈압

이 장에서 이제까지 살펴본 것은 고혈압이 있는 사람의 식이요법에 대한 기본적인 유의점인데 고혈압에는 본태성고혈압이라 불리우는 것 외에 신장병을 수반하는 것, 심장병이나 동맥경화를 수반하는 것, 당뇨병을 수반하는 것 등 여러 가지 종류가 있다.

따라서 고혈압의 식이요법도 고혈압의 종류에 따라 가장 효율적이라고 생각되는 식품의 조합, 분량의 배분, 섭취법 등을 생각해서 시행하는 보다 효과적이다.

우선 신장병을 수반하는 고혈압에 있어서의 식이요법에 대한 구체적인 차림에 대해 살펴보기로 한다.

신장병과 고혈압의 관계에 대해서는 이미 앞에서 말한 바 있다. 이 두 질병은 매우 밀접한 관계에 있으며 서로 영향을 끼쳐 증상을 악화시킨다.

그러므로 고혈압과 신장병을 함께 없애려면 근본적인 치료가 필요하며 신장병을 치료하지 않고는 고혈압을 개선할 수 없다. 또 다행히 신장병이 나았을 경우에는 고혈압도 치료될 수 있지만 고혈압만 남는 경우도 있다.

이와 같이 신장병과 관계가 있는 고혈압, 즉 신성고혈압(腎性高血壓)이라 불리우는 것에도 그 경과는 여러 가지이므로 식이요법의 자세한 점에 대해서는 의사나 전문가의 지도를 받아 시행하는 것이 보다 효과적이다. 여기서는 다만 일반적인 경우에 대해서 설명하기로 한다.

(2) 식량구성의 포인트

하루의 식단을 짜는 데 어떤 식품을 어느 정도로 조리하면 되는가를 생각하여 필요한 재료를 영양소나 칼로리 배분도 적량이 되도록 짜는 것을 식량구성(食糧構成)이라고 한다.

이 식량구성은 병원 같은 데서는 의사의 지시에 따라 영양사가 짜게 된다. 영양사는 식품군별표에 기록돼 있는 식품 속에서 의사가 지시한 적량의 단백질, 지방, 칼로리 등을 조합하여 실제의 식단을 만든다.

그래서 고혈압자가 가정에서 식이요법을 할 때도 입원환자처럼 식량구성을 하고 이에 바탕하여 매일매일 식단을 짜도록 하면 올바른 식이요법을 계속할 수 있는 것이다.

우선 가정에서 식량구성을 함에 있어서는 증상에 따라 하루에 어느 정도의 영양가를 취하고 또 어떤 식품을 재료로 하여 식단을 차릴 것인가의 기준을 살펴보자.

이를테면 신장병이 있는 고혈압자의 경우의 식량구성의 기준을 구체적으로 들어보면 다음과 같다.

- 칼로리 : 약 2000kcal
- 단백질 : 60~70g
- 지방 : 35g
- 염분 : 5~6g
- 수분 : 1400g

위에서 칼로리는 2000kcal를 넘지 않도록 하고 그 이하의 칼로리로 심한 공복감을 느끼지 않는다면 1800kcal로 줄여도 무방하다.

단백질은 예전에는 제한하는 일이 많았는데 현재는 제한할 필요가 없다고 한다.

단백질은 지방과의 관계를 무시하여 그 양을 정할 수는 없는 일이므로 양질의 단백질이라면 70g 이상을 취해도 된다. 일반적으로는 체중 1kg당 단백질 1g의 비율로 하는 것이 좋다.

지방은 될 수 있는대로 식물성인 것을 취하고 양은 45~60g이면 충분하다는 설도 있다.

염분은 엄격하게 제한량을 지키도록 한다. 단백질이나 지방은 10g나 20g정도 증감(增減)이 있어도 그 때문에 증상이 악화되는 일은 없지만 염분만은 제한량을 넘게 되면 당장 신장에 그 영향이 나타나서 혈압이 내리지 않는다.

수분은 특별히 의사의 제한이 있을 경우 외에는 굳이 제한할 필요는 없다. 이 수분의 1400g이라는 양은 식품에 포함되는 수분과 우유, 쥬스, 차, 된장국, 과일 등 모든 것에 포함되어 있는 양이다.

이상과 같이 해서 식량구성의 기준을 정했으면 이번에는 이 기준에 맞춰 각종 식품의 분량을 정한다. 즉 식품군별표에 있는 식품 중에서 실제로 쓸 식품을 필요량만큼 골라서 하루 차림을 짠다.

이 경우 식품군별로 나눠진 각종 식품의 영양가가 위에서 말한 기준에 맞으면 되므로 쌀밥 대신 보리밥이나 잡곡밥, 또 빵으로 해도 되고 빵 대신 메밀국수나 다른 국수를 해도 된다. 이와 같이 두부 대신 삶은콩을 먹어도 되고 도미회를 다른 생선회로 바꿔도 된다. 그러면 아침, 점심, 저녁 3회에 걸쳐 차림의 기본을 소개하기로 한다.

- 아침

빵 100g(2장), 과일쥬스 400g, 샐러드 40g, 삶은 계란 1개, 파슬리 3~5g, 우유 1병.

- 점심

쌀밥 150g(1공기), 국 1사발(어묵을 넣음), 시금치 무침 100g, 생선살 100g, 칼리플라워 100g 파슬리 5g, 과일 100g, 우유 1병

・저녁

쌀밥 150g, 쇠고기 100g, 두부 50g, 당근 10g, 표고버섯 30g, 고구마 100g, 그린피스 10g, 사과 1개, 레몬・오렌지 1개

5. 심장병이 있는 경우의 식이요법

(1) 심장병과 고혈압

혈압이 높다는 것은 정상혈압에 비해 심장의 부담이 크다는 걸 뜻한다. 심장의 부담이 큰 상태가 계속되면 그 심장은 활동을 많이 해야 하므로 심근(心筋)이 피로해진다.

또 부담이 크다는 것은 그 큰 부담을 감당하기 위해서 심장 자체가 보다 많은 혈액을 요구하므로 그 요구에 따르기 위해서 혈압을 올려야 하는 악순환이 거듭된다.

그래서 고혈압자로서 심장질환을 수반하고 있는 사람의 경우에는 심장의 부담을 가볍게 하기 위해서 특히 염분과 수분을 제한한 식생활이 요구된다.

물론 칼로리의 제한은 어떤 경우의 고혈압에나 공통적으로 요구된다. 칼로리의 과잉섭취는 비만을 가져오고 비만은 또 심장의 부담을 크게 하는 것이므로 칼로리는 하루에 2000kcal 이하로 제한하는 것이 좋다.

그런데 심장병을 수반하는 고혈압증에는 크게 나누어 심부전(心不全)이라 불리우는 상태인 것과 심근경색(心筋梗塞)이라 불리우는 상태의 것이 있다. 우선 이 2가지 상태에 대해 간단히 설명하기로 한다.

심부전(心不全)

심장의 펌프작용, 즉 심근(心筋)의 수축이 충분치 않기 때문에 몸의 각부분이 필요로 하는 혈액을 내보낼 수 없게 되는 상태를 심부전이라고 한다.

이제까지 여러 번 언급했듯이 세동맥의 혈류에 대한 저항이 크면 그 저항을 이겨가며 혈액을 온몸의 조직이나 장기로 보내려고 심장은 보다 강한 힘을 들여야 한다. 그 때문에 동맥의 혈압이 높아져서 고혈압이라는 상태가 나타난다.

그런데 이런 상태가 계속되면 수축작용을 하는 심근은 보다 더 강하게 활동하기 위해서 비대(肥大)하는 방향으로 치닫게 된다. 즉 운동하는 근은 잘 발달한다고 하는 생리현상이 나타난다.

그러나 심근의 비대는 끝없이 계속되는 것은 아니다. 이것은 다른 근육도 마찬가지다. 게다가 한쪽에서는 고혈압이 계속되고 있는 상태에서 심근이 완전히 지치게 되고 힘이 떨어져 늘어져만 있고 오그라들지 못하는 상태가 되어버린다. 그러면 당연히 필요량의 혈액을 내보낼 수 없게 되어 그 때문에 영양분이나 산소가 몹시 모자라게 된다. 동시에 폐, 간장 등에도 정맥혈(靜脈血)의 울혈(鬱血)이 생긴다.

심부전의 상태에 있는 사람은 피로, 숨참, 동계(動悸), 심장성천식 등을 수반한다. 또 급격한 운동이나 작업을 한 직후에 안면이 창백해지고 입술이나 손발의 끝이 보라빛이 되는 지아노제라 불리우는 증상이 나타난다.

심근경색(心筋梗塞)

심장의 펌프작용을 하는 심근은 그 자체가 활동하기 위한 영양분과 산소를 필요로 한다. 그런데 이 혈액을 수송하는 구실을 하는 동맥, 즉 관상동맥(冠狀動脈)에 경화가 생기면 혈액의 흐름이 나빠져서 심근은 필요량의 혈액을 받아들일 수 없게 된다. 이 상태가 악화하면 심근경색이라는 증상을 일으킨다.

즉 심근이 필요로 하는 혈액의 양이 모자라게 되면 앞가슴이 조이는 듯한 통증을 느낀다. 이것을 일반적으로 협심증(狹心症)이라고 하는데 산소부족이 그 원인이다.

관상동맥의 경화가 진행되면 그 일부분이 완전히 막혀버려 그 지배하에 있는 심근에 영양이 공급되지 않게 되어 죽게 된다. 즉 괴사(壞死)라 불리우는 상태가 된다. 그러면 여기에 심한 통증과 심근 수축력의 급격한 저하를 일으킨다. 이것이 심근경색이라는 병이다.

협심증이나 심근경색은 모두 갑작스럽게 발작을 일으키며 특히 심근경색은 그대로 사망하는 매우 위험한 병이므로 심장병을 수반하는 고혈압의 식이요법에 있어서는 이상의 점을 고려하여 식품을 선택하고 영양소를 정량으로 섭취하는 것이 중요하다.

(2) 하루의 기준량

심장병을 수반하는 고혈압자의 식이요법에 있어서는 비만을 막기 위해 칼로리를 제한하는 것과 동시에 식염도 엄격하게 제한할 필요가 있다.

그래서 먼저 하루에 어느 만큼의 영양가를 취하고 어떤 것을 어느 정도로 제한해야 하는가의 기준을 정하고 나서 착수해야 한다.

필요로 하는 영양가의 기준은 전문의가 환자의 증상에 따라 정하게 되는데 일반적인 예는 다음과 같다.

- 칼로리 : 2000kcal 이하
- 단백질 : 60~70g
- 지방 : 30g 이하
- 염분 : 5~6g 이하
- 수분 : 1500g 이하

위의 기준 가운데 칼로리에 대해서는 특히 기준량을 넘지 않도록 해야 한다.

단백질에 대해서는 양질의 것이라면 굳이 제한할 필요는 없다. 일반적인 기준으로는 체중 1kg당 단백질 1g으로 한다.

다만 단백질 식품이라도 육류(肉類)에는 동맥경화를 유발하는 지방을 포함하는 것도 있으므로 지방이 적은 소·돼지의 살코기, 각종 새고기, 생선의 흰살 등을 먹든가 두부 같은 식물성 단백질을 많이 먹도록 한다.

지방은 30g 이하로 제한해야 하므로 기름이 많은 생선이나 쇠고기, 돼지고기, 기름진 요리 등은 피해야 한다.

또 동물성 지방보다 식물성 지방을 많이 들도록 한다. 이를테면 버터보다는 마가린이 좋다.

염분은 특히 부종이 있을 때는 무염식을 할 정도로 제한해야 한다. 증상에 따라 염분량을 가감하는데 이때도 7g을 넘어서는 안된다.

수분의 양은 땀까지도 생각해야 하므로 대체적으로 하루에 1500g까지는 섭취해도 무관하다.

이상과 같이 해서 하루 영양가의 기준을 정했으면 그 영양가를 포함하는 식품군별표에 맞추어 필요량의 식품을 골라 차림을 꾸미게 된다. 이를테면 다음과 같은 것이 있다.

· 아침식사

쌀밥 120g(1공기), 두부국 5g(1공기), 계란튀김(계란 1개와 다진고기 50g), 시금치 참기름 무침 100g, 귤 200g(2개)

· 점심식사

빵 100g, 쇠고기 100g, 감자 50g, 당근 50g, 양파 50g, 순무 50g, 토마토 100g, 양배추 30g, 우유 1병, 야채와 과일 샐러드 150g

· 저녁식사

쌀밥 120g, 생선살 100g, 돼지고기 50g, 표고버섯 30g, 연근 50g, 고구마 50g, 당근 50g, 칼리플라워 50g, 파슬리 5g, 우유 1병

6. 당뇨병이 있는 경우의 식이요법

(1) 당뇨병과 고혈압

당뇨병환자는 췌장(膵臟)의 호르몬인 인슐린을 분비하는 힘이 보통 건강인보다 약하기 때문에 생기는 병으로서 고혈압과 합병하는 경우가 많다.

우리들이 손발을 움직이거나 작업이나 스포츠를 하기 위한 에너

지는 음식물이 몸안에서 소화, 분해된 뒤에 포도당화(葡萄糖化)된 것을 이용하여 만들어진다.

　이 포도당은 인슐린이 부족하면 신체활동에 필요한 에너지로서 제대로 이용되지 못하게 된다. 그러면 다음과 같은 당뇨병 증상이 나타난다.

　(ⅰ) 소변 속에 포도당이 섞여서 몸밖으로 나온다.
　(ⅱ) 입이 마르고 수분을 많이 섭취하게 되어 배뇨(排尿) 횟수가 잦고 그때마다 상당량의 소변이 나온다.
　(ⅲ) 몸이 나른하고 무거우며 쉬 피로해진다.
　(ⅳ) 공복감이 심하고 식사량이 많아진다.
　(ⅴ) 몸의 각 부분이 가렵다.

　이상 외에도 여러 가지 증상을 수반한다. 혈관장애를 일으키기 쉽고 혈압이 높아지며 협심증을 일으키는 수도 있다. 심장의 혈관장애가 생겼을 때는 심한 부종과 단백뇨(蛋白尿)가 생기며 고혈압을 수반한다. 당뇨병의 치료방법으로는 우선 식이요법과 적당한 운동

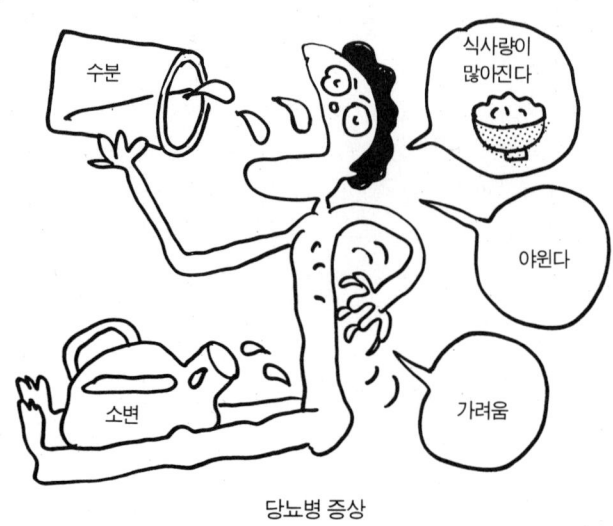

당뇨병 증상

요법이 중요하다. 이것으로도 효과가 없을 때 부족하기 쉬운 췌장 호르몬을 보급하기 위해 인슐린 주사가 행해진다.

당뇨병의 식이요법에서 가장 중요한 것은 당질(함수탄소) 식품을 제한하고 단백질이나 지방을 비교적 많이 섭취하는 데 있다. 그러나 고혈압이 있을 경우에는 염분은 물론이고 지방도 상당량 제한할 필요가 있다. 그러면 당질을 제한한 데다 지방까지 제한하게 되어 필요 칼로리를 취하지 못하는 사태에 빠질 수 있다.

물론 당뇨병 환자는 건강인의 경우보다 칼로리 섭취를 줄여야 하지만 그렇다고 필요 칼로리를 섭취하지 못한다면 곤란하다.

(2) 하루의 기준량

당뇨병을 수반하는 고혈압의 식이요법으로는 앞에서 말한 것처럼 당뇨병과 고혈압의 2가지 질환 개선에 알맞는 식사를 해야 한다. 그래서 우선 1일 영양가의 기준을 정하고 그 기준내에서 차림을 꾸미게 되는데 그 기준은 다음과 같다.

· 칼로리 : 1800~2000kcal
· 단백질 : 70~80g
· 지방 : 30~35g
· 염분 : 6~7g

위의 영양가 중, 칼로리에 대해서는 표준체중을 유지할 만한 양을 섭취하지 않으면 안된다. 또 그 사람의 활동상태에 따라 섭취량도 달라진다. 일반적으로는 될 수 있는 대로 소식(小食)이 좋으며 2000kcal 이하가 바람직하다.

단백질은 다소 많이 섭취하는 것이 좋다고 한다. 당뇨병에 있어서는 인슐린의 분비부족이 생기기 쉽고, 그 인슐린을 이용하여 소화액이나 혈액을 만드는 주요한 영양소가 단백질이라는 점에서 신성고혈압이나 그밖의 고혈압의 경우보다 단백질을 많이 드는 것이 좋기 때문이다.

이 경우의 단백질식품으로는 지방을 별로 포함하지 않은 소·돼지 각종 새 등의 동물고기가 쓰여지는데 다른 고혈압 때처럼 생선살이 좋으며 식물성 단백질식품인 두부, 삶은 콩 등도 좋다.

우유는 동물성단백질을 많이 포함하지만 유당(乳糖)도 들어 있다. 이 당분은 당뇨를 유발하는 성분이 적으므로 식이요법에서 꼭 이용해야 할 귀중한 식품이다.

지방에 대해서는 당뇨병만이라면 굳이 제한할 필요가 없지만 고혈압을 수반하고 있을 때는 하루에 35g 이내로 하고 콜레스테롤이 들어 있지 않는 식물성 지방을 먹도록 한다.

염분은 모든 고혈압에 제한해야 한다. 당뇨병을 수반하는 고혈압의 경우에도 하루에 5~6g을 넘어서는 안된다.

그리고 야채나 당분이 적은 과일, 채소류 등은 비타민이나 미네랄이 많은 식품이므로 제한 칼로리를 넘지 않은 범위에서 될 수 있는대로 많이 먹도록 한다.

다음에 당뇨병을 수반하는 고혈압의 식이요법의 차림의 예를 들어본다.

・아침식사

과일쥬스 300g, 우유 1병, 삶은 계란 1개, 파슬리 5g, 치즈 30g, 야채샐러드 130g

・점심식사

쌀밥 120g(1공기), 생선살 100g, 피망 3개, 양파 30g, 가지구이 100g, 날계란 1개, 미역국 1공기

・저녁식사

쌀밥 120g(1공기), 쇠고기 120g, 깍지있는 완두콩 40g, 당근 50g, 양배추 30g, 토마토 100g, 우유 1병

7. 동맥경화가 있는 경우의 식이요법

(1) 동맥경화와 음식물의 관계

동맥경화는 혈관의 노쇠현상이며 고혈압과는 다른 질환이지만 서로 매우 밀접한 관계로 발병하는 예가 많다.

동맥경화의 원인은 여러 가지이며 개인차도 가지가지이지만 음식물과의 영향이 가장 크다고 할 수 있다.

즉 동맥경화는 동맥 내벽(內壁)에 콜레스테롤이 침착하여 동맥 그 자체가 탄력성을 잃음과 동시에 혈액의 흐름을 나쁘게 하고 게다가 혈전(血栓)까지 쌓여서 혈액이 통하지 않게 되는 병이다.

이 콜레스테롤이 음식으로서 섭취하는 동물성 지방에 많다는 것은 이미 밝혀져 있다.

그래서 동맥경화가 노화현상이며 피할 수 없는 것이라 해도 경화의 속도를 늦추고 또 이미 경화가 생긴 사람의 경우에는 경화의 원인이 되고 있는 콜레스테롤을 피함으로써 경화의 진행에 제동을 걸려는 것이 동맥경화의 식이요법의 목표다.

또한 동맥경화가 있으면 자연히 혈압이 높아지므로 동맥경화의 식이요법은 고혈압의 식이요법과도 통하게 된다.

(2) 영양가의 기준

위에서도 말했듯이 동맥경화는 필연적으로 고혈압을 수반한다. 이것은 동맥경화 때문에 혈류가 나빠지면 심장은 보다 큰 힘으로 혈액을 내보내지 않으면 안되기 때문이다.

또 동맥경화는 야윈 사람에게도 생기지만 대개는 비만한 사람에게 많다.

비만이 심장의 부담을 크게 하는 것은 말할 것도 없다.

동맥경화가 있는 사람이 심장에 많은 부담이 가는 생활을 하고 있으면 뇌졸중이나 심근경색 등을 일으킬 위험이 많아진다.

그래서 동맥경화가 있는 사람, 즉 고혈압이기도 한 사람은 비만

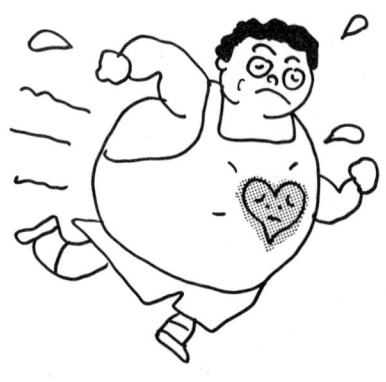

동맥경화가 있는 사람은 비만부터 해소를

하지 않도록 조심할 필요가 있다.

비만은 칼로리의 과잉섭취가 원인이므로 식이요법의 첫째 조건은 칼로리를 지나치게 섭취하지 않도록 하루의 칼로리 섭취량을 제한하는 일이다.

그러면 하루에 어느 정도의 칼로리를 섭취하면 되는가. 이것은 그 사람의 나이나 성별(性別), 직업 등에 따라 다르기 때문에 일률적으로 정할 수는 없지만 일반적으로 1600~2000kcal가 적량으로 되어 있다.

이 기준량 범위내에서 될 수 있는 대로 적게 먹도록 습관을 들인다.

둘째 조건은 위의 제한 칼로리를 어떤 식품으로부터 섭취해야 하는지, 영양요법의 배분에 대해서도 일정 기준을 정해서 이 기준에 따라 식품을 골라 차림을 마련하는 일이다.

여기에는 다음과 같은 기준이 적당하다.

탄수화물

주요 칼로리원이 되는 영양소이므로 탄수화물이 많이 들어 있는 식품의 섭취량을 제한하는 일이 곧 칼로리 제한으로 이어진다.

탄수화물이 많은 식품으로는 쌀, 보리, 감자 등이 있다. 쌀밥은 1공기분이 약 120g이며 그 칼로리는 178kcal이다.

따라서 하루 세 끼로 하고 한 끼에 쌀밥을 2공기 먹는다고 하면 하루에 720g, 1068kcal를 취한다는 계산이 된다. 이것을 기준량에 비추어보면 총칼로리의 3분의 2에 가까운 양이며 더는 과잉섭취가 된다. 될 수 있는대로 탄수화물을 900kcal 정도로 제한하고 그대신 야채나 과일을 많이 먹도록 하면 된다.

그러기 위해서는 쌀밥 같으면 하루에 600g 이내로 할 필요가 있다. 이것은 5공기분이 되므로 한 끼에 1.5공기에 해당한다.

그리고 과자도 당질(탄수화물)식품이므로 너무 많이 먹지 않도록 한다. 또 메밀국수도 당질식품이지만 여기에는 루틴이라는 물질이 들어 있어서 혈관을 튼튼하게 하여 혈압을 내리는 작용이 있으므로 제한 칼로리 범위내에서 많이 먹는 것이 좋다.

단백질

피와 살을 만들고 호르몬이나 효소의 원료가 되는 성분이다. 따라서 이 단백질의 섭취가 적으면 칼로리를 많이 섭취해도 영양실조가 된다.

단백질의 필요량은 표준체중 1kg당 하루에 최저 1g으로 되어 있다. 보통 1kg당 1.5g을 섭취하는 것이 좋다고 한다. 이를테면 표준체중 50kg인 사람은 하루에 75g의 단백질을 섭취하면 되는 것이다.

동맥경화의 식이요법에 있어서 단백질을 제한할 것인지의 여부에 대해서는 여러 가지 설이 있다. 우리들이 취하는 단백질식품의 주요한 것은 쇠고기, 돼지고기, 생선 등이며 이 식품들에는 콜레스테롤도 많이 들어 있으므로 동맥경화가 있을 때는 제한해야 한다.

그러나 동물고기든 생선이든 지방이 그리 많지 않은 것이라면 콜레스테롤을 증가시킬 걱정이 없고, 또 식물성 단백질은 콜레스테롤을 포함하지 않을 뿐만 아니라 오히려 콜레스테롤을 녹이는 작용을 하므로 제한할 필요가 없다.

그렇다면 동물성단백질은 일체 먹지 않고 식물성단백질만 많이 먹으면 되는가. 반드시 그렇지는 않다. 단백질의 주성분인 아미노산은 20가지 이상이며 그중에서 필수아미노산이라 불리우는 성분이 식물성단백질에는 많이 포함되지 않기 때문이다.

이처럼 단백질의 하루의 양을 60~70g으로 하고 그 3분의 2는 식물성단백질, 나머지 3분의 1은 동물성단백질로 하는 것이 좋다는 것이 대체적인 표준으로 되어 있다.

그리고 동물성단백질로는 생선살이 좋고 우유, 계란 등은 필수

아미노산이 많은 단백질 식품이다.

또 식물성단백질에서는 콩이 양질의 단백질을 많이 포함하고 있는데 그 가공품인 두부, 청국장 등도 좋은 식품이다.

지방

단백질이든 탄수화물이든 그 칼로리는 1g당 4kcal인데 비해 지방은 9kcal라는 높은 값을 나타낸다.

따라서 지방을 많이 섭취한다는 것은 자칫하면 칼로리의 과잉섭취가 되기 쉽다. 지방은 몸의 피하(皮下)에 쌓여 몸을 보호하는 구실을 한다. 또 뇌나 신경을 비롯하여 몸의 각부분의 성분이 되기도 하고 비타민의 보급원이 되기도 한다.

그런데 몸 안의 지방의 양이 너무 많게 되면 그것이 고칼로리이므로 칼로리의 과잉섭취와 같은 결과, 즉 비만이 된다. 그 뿐만이 아니다. 지방 속에 들어 있는 콜레스테롤이 제대로 처리되지 않고 혈액 속 콜레스테롤의 농도도 높아진다. 이렇게 되면 동맥경화에 나쁜 영향을 주게 된다는 것이 정설로 되어 있다.

이와 같이 지방은 비만을 가져오기 쉽고 콜레스테롤을 증가시키므로 하루의 섭취량을 30g 이내로 제한하는 것이 바람직하다는 것이다.

그리고 지방 식품 중에서, 버터는 60%가 콜레스테롤이고 계란노른자위는 콜레스테롤을 많이 함유하는 식품의 대표적인 것이다. 그러나 이것들은 모두 영양가가 높은 식품이므로 콜레스테롤이 많다고 해서 이것을 기피하는 것은 빈대가 싫어서 초가삼간을 불태우는 격이다.

또 지방류의 모든 것이 콜레스테롤을 많이 함유하는 것은 아니며 식물성의 양질 마가린, 면실유, 콩기름, 옥수수기름 등은 오히려 콜레스테롤을 줄이는 작용을 하므로 이러한 식물성지방 식품을 섭취하도록 한다.

염분

식염은 염소(鹽素)와 나트륨의 화합물이며 나트륨이 혈압을 올리는 작용을 한다는 것은 앞의 장에서도 설명한 바 있다.
 동맥경화와 고혈압은 밀접한 관계가 있고 식염이 고혈압을 더하는 작용을 한다면 동맥경화의 식이요법에서 식염을 제한하는 것은 지극히 당연한 일이다.
 한편 식염은 우리들의 식생활에 있어서는 옛부터 하나의 습관이 되어 있으므로 갑자기 식염을 제한하거나 끊게 되면 식욕까지 없어져 버리는 사람이 많다.
 식염은 특별히 조미료로 쓰지 않더라도 자연식품(自然食品)에 들어있는 염분만으로도 우리의 건강을 유지하는 데 충분하다고 한다.
 그러나 옛부터 습관화되어 간이 맞지 않은 식품은 식욕까지 잃게 하고 또 하루의 식염섭취량을 6~7g으로 제한했을 경우와 금지했을 경우와는 혈압치(血壓値)에 아무런 차이가 없다는 보고도 있으므로 동맥경화의 식이요법에 있어서는 하루에 6~7g 이하로 제한하는 것이 적당하다고 본다.
 그리고 위의 6~7g이라는 양은 조미료로서의 소금 뿐만 아니라 된장, 간장, 소스, 케첩 등에 들어 있는 염분이나 각종 반찬이나 가공식품 등에 들어 있는 것의 총량이므로 상당한 제한이다.

(3) 바람직한 식품

 동맥경화 및 고혈압에서는 칼로리를 제한해야 하므로 식이요법에 고통을 느껴 실행한다 해도 오래 계속하지 못하는 사람이 많다.
 그 때문에 음식물을 만드는 사람이나 가족들의 협력이 중요한데 그와 별도로 치료 효과가 있다는 식품을 많이 먹도록 하는 것도 잊어서는 안된다.
 이를테면 야채, 과일, 해조류를 많이 먹음으로써 저칼로리에 의한 공복감을 덜하게 하고 동시에 비타민이나 미네랄을 보급할 수 있는 일거양득의 효과를 올릴 수 있다.
 물론 야채나 과일은 신선한 것이라야 하며 가공된 통조림 같은 것은 오히려 나트륨을 많이 포함할 수 있으므로 주의해야 한다.

8. 고혈압증의 식단례(食單例)

　우리들의 정상혈압은 수축기혈압(收縮期血壓 : 최고혈압)이 140mmHg 이하이고 확장기혈압(擴張期血壓 : 최저혈압)이 90mmHg 이하이며 최고혈압 160mmHg, 최저혈압 95mmHg 이상이면 고혈압이라고 한다.
　고혈압증은 보통 본태성고혈압증과 2차성고혈압증으로 크게 나뉘지는데 2차성고혈압증은 신질환(腎疾患)이나 내분비질환(內分泌疾患) 등의 원인으로 생긴다. 본태성고혈압증은 신(腎)이나 내분비장기, 신장, 혈관계 등에 장애가 없는 고혈압증으로서 원인이 분명치 않거나 또는 그 사람의 체질, 직업, 일상생활, 특히 식생활 등 여러 가지 원인이 겸해서 생기는 것이다. 그러나 이것이 진행되면 신(腎)의 세동맥경화를 일으켜 신기능부전(腎機能不全)에 빠지거나 경련, 의식장애 같은 고혈압뇌증(高血壓腦症)을 나타내는 수도 있어서 매우 위험한 병이다.

(1) 본태성고혈압증의 상차림 주의
　본태성고혈압증의 식사는 감식(減食)과 염분 제한에 중점을 두어야 한다.
　칼로리
　필요량 이상의 식사를 하는 것을 과식이라고 하는데 고혈압증에서는 과식을 하게 되면 위장에서의 소화를 비롯하여 호흡이나 대사(代謝)에 그만큼 많은 에너지가 필요하게 되고, 또 너무 많이 살이 찌게 되면 심장은 그만큼 더 활동해야만 한다.
　심장병에 있어서는 울혈성 심부전의 중증(重症)이 생겼을 경우에 대한 관리식(管理食)을 1차식(一次食)이라고 하고 이 이외의 증상에 대한 것을 2차식(二次食)이라고 한다.
　이 2차식에도 A와 B의 구분이 있는데 A는 울혈성 심부전의 증상이 더 진행되지 않고 고정돼 있을 기간에 대한 것이다. B는 울혈성 심부전 증상이 회복되고 있는 시기에 대한 것이다.

칼로리면으로 말하면 심장병의 1차식은 하루에 1500~1800kcal가 표준으로 되어 있고 2차식 A는 2000kcal가 표준으로 되어 있다. 2차식 B는 2000~2500kcal가 표준이 된다.

고혈압증에서는 다음의 상차림 보기에서 볼 수 있듯이 본태성도 2차성도 모두 1800~2000kcal로 되어 있으며 심장병에서의 2차식 A와 2차식 B의 중간 정도로 되어 있다.

염분

식품의 성분인 나트륨은 몸 안에 축적되어서 체액량이 증대하므로 고혈압증에서는 식염의 제한이 필요하다. 심장병의 1차식에서 식염을 전혀 쓰지 않고, 2차식 A에서 하루에 3~5g, 2차식 B에서는 8~10g으로 제한하는 것이 표준이다. 고혈압증에서는 심장병의 2차식 A와 2차식 B의 중간인 하루 5~8g이 표준이 된다.

다만 여기서 주의할 것은 식염의 제한이라고 하면 소금, 간장, 된장 같은 조미료에만 결부시켜 생각하기 쉬운데 식품 그 자체가 가지고 있는 염분도 계산에 넣어서 차림을 꾸며야 한다는 점이다.

수분

2차성고혈압증은 신질환이나 내분비질환 등이 원인이므로 수분의 섭취는 심장병의 경우 2차식인 하루 1500ml를 넘지 않도록 해야 한다. 본태성에서는 별도로 제한하지 않으나 수분을 너무 섭취하면 순환혈액량이 불어나서 혈압을 동요시키므로 좋지 않다.

단백질

본태성에서는 하루에 60~70g이 표준인데 대개 그 근방의 수치라면 별로 신경을 쓸 것이 없고 너무 지나치지 않도록만 하면 된다. 2차성의 경우는 본태성보다 좀 적은 하루에 50~60g을 표준으로 한다.

같은 단백질이라도 닭살, 계란, 생선살, 두부, 우유 등에 포함돼 있는 것은 혈압을 덜 항진(亢進)시키는 것인데 베이컨, 햄, 간, 돼지고기 등에 들어 있는 프린체는 신장에 부담을 주므로 피해야 한다.

식물성인 양질 단백질에 주안을 두어야 한다.

지질
지방이 많은 것을 먹으면 몸이 비만해지는 원인이 된다. 특히 동물성 지방은 혈중(血中) 콜레스테롤을 늘리므로 좋지 않다. 그리고 야자(椰子)기름을 제외한 모든 식물유는 불포화지방산(不飽和脂肪酸)을 많이 함유하여 콜레스테롤의 대사를 좋게 하여 혈중 콜레스테롤치를 낮추는 작용을 하므로 꼭 상차림에 활용해야 한다.

25세까지의 발육중인 몸이라면 과잉섭취한 지방도 효율적으로 소비되지만 성인병의 대상이 되는 나이가 되면 몸에 축적되지 않도록 주의해야 한다.

당질
당질 그 자체는 직접 혈압상승과는 관계가 없지만 당질을 너무 많이 섭취하면 지방과 같이 몸을 불리게 한다. 즉 혈액 속의 중성지방(中性脂肪)을 불리게 된다.

미네랄
특히 메밀가루에 들어 있는 루틴이나 요드는 동맥경화의 예방과 혈압을 내리는 작용이 있고 또 혈관을 튼튼하게 하는 작용도 하므로 해조류와 함께 될 수 있는 대로 많이 섭취할 필요가 있다.

비타민
비타민은 몸의 활력을 왕성하게 하는 윤활유 구실을 하며 특히 신선한 과일에 많이 들어 있는 비타민C는 혈관의 노화방지, 출혈방지에 큰 효과를 나타내므로 꼭 섭취할 필요가 있다. 비타민C의 함유량이 많은 것으로는 감귤류와 딸기, 신선한 야채 등이다.

(2) 그밖의 주의사항
(i) 변비는 배설작용(排泄作用)의 정체를 뜻하는 증상인데 복강내(腹腔內)의 압력을 올리고 혈압을 올린다. 통변(通便)을 촉진하기 위해 장(腸)의 운동을 자극하는 섬유질(纖維質)을 많이 포함하는 야채, 과일, 해조류를 항상 먹도록 해야 한다.

다만 섬유식품이라도 장안에서 가스를 만들기 쉬운 고구마나 우엉 같은 것은 피해야 하며 또 해조류나 우유, 꼬냑, 쥬스, 우유, 요구르트 같은 것은 배 속에 그대로 머무르는 일이 없으므로 적당히 섭취하면 크게 효과가 있다.

(ii) 자극성이 강한 겨자, 고추, 후추, 마늘 같은 향신료(香辛料)나 진한 커피, 홍차, 녹차, 알코올, 담배 같은 것은 흥분되기 쉽고 혈압을 올려 동요시키므로 가급적 피해야 한다.

(iii) 수분은 될 수 있는 대로 제한해야 함은 앞에서도 말했거니와 특히 신장, 심장, 임신 때의 중독증상이 있을 때는 병상에 따라 제한할 필요가 있다. 이런 사람은 야간뇨(夜間尿)가 많고 수면이나 단잠을 방해하므로 수분을 제한하는 것이 좋다.

(iv) 식사차림과 함께 잊어서는 안될 것은 심신의 안정이다. 모든 것을 신경질적으로 생각하다 보면 혈압이 오르게 된다. 정신적으로 명랑한 나날을 보내고 사소한 일에 초조해 하지 않도록 노력해야 한다.

다음에는 본태성고혈압증과 2차성고혈압증의 춘하추동 사계절에 걸친 아침, 점심, 저녁의 3끼를 할당한 차림표를 소개하기로 한다.

요즘은 야채, 과일 같은 것도 속성재배되고 어패류도 양식되고 냉동되므로 계절식품(季節食品)이 없어졌지만 원칙은 제철에 나는 식품을 들어야 한다.

(3) 고혈압증의 식품선택

당질성(糖質性) 식품
맞는 식품 : 쌀밥, 죽, 국수류, 갈탕, 감자류(감자, 토란, 마, 가지바위 등), 부드러운 콩류
맞지 않는 식품 : 고구마(가스를 발생함), 말린 콩, 단맛이 많은 과자류

단백질 식품
맞는 식품 : 기름기가 적은 식품(새의 살코기, 영계살, 돼지나 소의 살코기, 생선살), 계란, 우유 및 우유제품(크림, 요구르트, 아이스크림, 치즈), 콩제품(두부, 삶은 콩, 콩가루, 볶은콩, 튀김콩, 콩자반)
맞지 않는 식품 : 기름 많은 식품(돼지고기, 쇠고기, 고래고기, 정어리, 고등어, 청어, 꼼장어, 참치, 잉어, 방어), 가공품(햄)
지질성(脂質性) 식품
맞는 식품 : 식물성 기름, 소량의 버터, 마요네즈
맞지 않는 식품 : 동물성 기름, 돼지 기름, 베이컨, 기름튀김, 통조림 등

본태성 고혈압증의 일일식품구성

종류	식 품	분량(g)	열량(kcal)	단백질(g)	지방(g)
당질원		660	960	13.9	1.3
		100	80	1.9	0.1
	과 일	200	80	0.8	1.0
단백질원	생선(생선살)	70	80	14.0	2.5
	육류(육회)	60	80	12.6	3.0
	계 란	50	80	6.4	5.6
	두 부	140	80	8.4	4.9
	우 유	200	118	5.8	6.6
지질원	식 물 유	15	120	0	15.0
비타민 미네랄원	녹황색야채	100	32	2.1	0.3
	그밖의 야채	200	48	2.6	0.2
조미료	설 탕	20	80	0	0
	된 장	15	24	1.9	0.5
합 계		1,830	1,862	70.4	41.0

비타민, 미네랄 식품
맞는 식품 : 야채류(시금치, 배추, 당근, 토마토, 호박, 가지, 오이 같은 섬유질이 적은 것), 과일류(사과, 귤, 복숭아, 배, 포도, 수박 등), 해조류, 버섯류, 과일이나 야채는 날로 먹으면 가스를 발생하므로 살짝 데치거나 갈아서 먹는다.
맞지 않는 식품 : 섬유질이 딱딱한(야채, 우엉, 죽순, 고사리, 옥수수), 자극이 강한 야채(과일, 파, 마늘, 미나리 등)

그 밖의 식품
맞는 식품 : 묽은 홍차, 유산음료
맞지 않는 식품 : 향신료(고추, 겨자, 카레, 알코올 음료, 커피, 진한 홍차 등), 탄산음료, 염분이 많은 식품(절인 생선, 젓갈, 명란, 김치류, 장아찌)

(4) 본태성고혈압증의 봄철 상차림

(열량 1872kcal/단백질 71.12g/지질 42.24g/염분 7.09g)

〈조리법〉 프랑만제(카스테라)

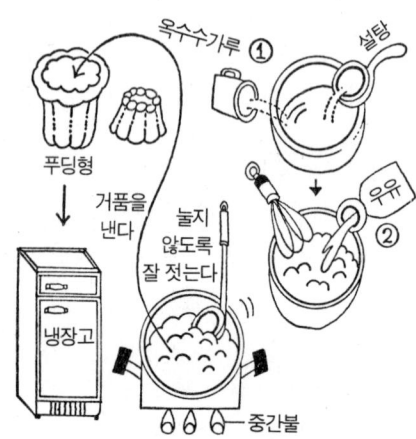

아 침	(열량 669Kcal, 단백질 23.51g, 지질 26.16g, 염분 2.89g)				
	수량(g)	열량(Kcal)	단백질(g)	지질(g)	염분(g)
토스트					
├ 식빵	120	312	10.08	4.56	1.56
├ 잼	20	51.8	0.06	0.02	—
└ 버터	5	37.25	0.03	4.05	0.1
계란찜					
├ 계란	50	81	6.15	5.6	0.15
├ 국간장	3	1.74	0.23	—	0.34
└ 멸치국물	소량				
날야채무침(드레싱)					
├ 오이	30	3.3	0.3	0.06	—
├ 토마토	50	8	0.35	0.05	—
├ 레티스	10	1.3	0.1	0.02	—
├ 식용유	5	46.05	—	5	—
├ 식초	5	0.8	0.01	—	0.04
└ 소금	0.5	—	—	—	0.5
우유	200	126	6.2	6.8	0.2

점 심 (열량 622Kcal, 단백질 22.47g, 지질 10.61g, 염분 1.74g)

	수량(g)	열량(Kcal)	단백질(g)	지질(g)	염분(g)
쌀밥	220	325.6	5.72	1.1	—
모듬야채					
｜ 두부부침	50	44	3.9	2.85	—
｜ 가지	50	9	0.55	0.05	—
｜ 토란	50	29	1.75	0.15	—
｜ 당근	10	3.6	0.13	0.02	—
｜ 청대완두	20	6	0.58	0.02	—
｜ 설탕	5	19.2	—	—	—
｜ 저염간장	10	5.8	0.78	—	1.14
꿩구이					
｜ 연한살코기	30	60.9	6.18	3.69	—
｜ 국간장	5	2.9	0.39	—	0.57
프랑만제(후식)					
｜ 우유	80	50.4	2.48	2.72	0.03
｜ 콘스타치	8	27.2	0.01	0.01	—
｜ 설탕	10	38.4	—	—	—
｜ 향료	소량	—	—	—	—

저 녁 (열량 581Kcal, 단백질 25.14g, 지질 5.47g, 염분 2.46g)

	수량(g)	열량(Kcal)	단백질(g)	지질(g)	염분(g)
쌀밥	220	325.6	5.72	1.1	—
된장국					
｜ 두부	50	29	2.5	1.65	—
｜ 파	10	2.7	0.11	0.01	—
｜ 된장	10	21.7	0.97	0.3	0.61
굴전골					
｜ 굴	80	82.4	11.2	2.24	0.48
｜ 당면	30	—	0.03	—	—
｜ 파	20	5.4	0.22	0.02	—
｜ 시금치	50	14	2.9	0.05	—
｜ 설탕	3	11.52	—	—	—
｜ 국간장	12	6.96	0.94	—	1.37
고구마찜					
｜ 고구마	50	62.5	0.55	0.1	—
｜ 설탕	5	19.2	—	—	—

(5) 본태성고혈압증의 여름 상차림

(열량 1807kcal/단백질 84.74g/지질 40.73g/염분 7.06g)

〈조리법〉 농어회

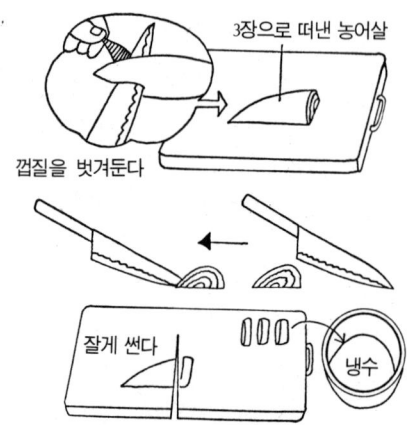

3장으로 떠낸 농어살
껍질을 벗겨둔다
잘게 썬다
냉수

아 침 (열량 628Kcal, 단백질 22.44g, 지질 11.73g, 염분 2.31g)

	수량(g)	열량(Kcal)	단백질(g)	지질(g)	염분(g)
쌀밥	220	325.6	5.72	1.1	—
된장국					
미역	3	—	0.06	—	0.05
된장	15	32.55	1.46	0.45	0.77
나물찜					
나물	100	19	2.1	0.1	0.1
새고기 다진 것	20	45.4	3.52	3.24	0.04
멸치국물	100	—	—	—	—
설탕	10	38.4	—	—	—
국간장	6	3.48	0.47	—	0.68
시금치 절임					
시금치	40	11.2	4.2	0.04	—
버터	4	29.8	0.02	3.24	0.08
계란	30	48.6	3.69	3.36	0.09
소금	0.5	—	—	—	0.5
과일					
복숭아	200	74	1.2	0.2	—

점 심 (열량 549Kcal, 단백질 28.53g, 지질 15.25g, 염분 2.18g)

	수량(g)	열량(Kcal)	단백질(g)	지질(g)	염분(g)
빵	90	234	7.56	3.42	1.17
잼	20	52.8	0.1	0.02	—
생선튀김					
┌ 방어	70	64.4	13.37	0.84	0.28
│ 소금	0.5	—	—	—	0.5
└ 식용유	4	36.84	—	4	—
오이생채					
┌ 오이	30	3.3	0.3	0.06	—
│ 식초	4	0.64	—	—	0.03
└ 설탕	4	15.36	—	—	—
생야채					
┌ 토마토	40	6.4	0.28	0.04	—
│ 샐러드	20	2.4	0.3	0.04	—
└ 양배추	30	7.2	0.42	0.03	—
우유	200	126	6.2	6.8	0.2

저 녁 (열량 630Kcal, 단백질 33.77g, 지질 13.75g, 염분 3.57g)

	수량(g)	열량(Kcal)	단백질(g)	지질(g)	염분(g)
쌀밥	220	325.5	5.72	1.1	—
된장국					
┌ 두부	50	29	2.5	1.65	—
│ 파	10	2.7	0.11	0.01	—
└ 된장	10	21.7	0.97	0.3	0.61
농어회					
┌ 농어	70	73.5	13.51	1.75	0.14
│ 오이	30	3.3	0.3	0.06	—
│ 체리	10	5.4	0.1	0.02	—
│ 국간장	6	3.48	0.47	—	0.68
└ 소금	1	—	—	—	1
고기말음					
┌ 계란	20	32.4	2.46	2.24	0.06
│ 새고기 다진 것	40	108	7.04	6.48	0.08
│ 양파	20	7	0.2	0.02	—
│ 시금치	10	2.5	0.33	0.02	—
│ 당근	5	1.6	0.06	0.1	—
│ 소금	1	—	—	—	1
└ 녹말가루	4	13.44	—	—	—

제 1 장 고혈압의 식이요법(食餌療法)

(6) 본태성고혈압증의 가을 상차림

(열량 1737kcal/단백질 63.91g/지질 30.39g/염분 6.33g)

〈조리법〉 가지구이

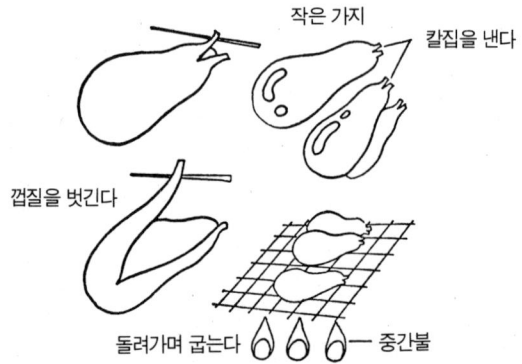

작은 가지
칼집을 낸다
껍질을 벗긴다
돌려가며 굽는다
중간불

아 침 (열량 498Kcal, 단백질 16.01g, 지질 8.02g, 염분 2.48g)

	수량(g)	열량(Kcal)	단백질(g)	지질(g)	염분(g)
쌀밥	220	325.6	5.72	1.1	—
된장국					
두부	40	30.8	2.72	2	—
파	10	2.7	0.11	0.01	—
멸치국물	150	—	—	—	—
된장	15	32.55	1.46	0.45	0.92
콩절임					
콩	15	27	2.4	1.35	—
당근	10	3.6	0.13	0.02	—
곤포	1	—	0.08	0.01	0.08
우엉	10	8.3	0.29	0.01	—
코냑	20	—	0.02	—	—
국간장	10	5.8	0.78	—	1.14
설탕	4	15.36	—	—	—
시금치 무침					
시금치	60	16.8	2.28	0.06	—
식용유(참기름)	3	27.63	—	3	—
국간장	3	1.74	0.02	0.01	0.34

점 심 (열량 570Kcal, 단백질 25.61g, 지질 4.61g, 염분 1.27g)

	수량(g)	열량(Kcal)	단백질(g)	지질(g)	염분(g)
쌀밥	220	325.6	5.72	1.1	—
두루치기					
두부	50	44	3.4	2.85	—
새고기 다진 것	50	54	12	0.35	0.05
토란	50	29	1.25	0.05	—
당근	10	3.6	0.13	0.02	—
껍질 있는 완두콩	20	6	0.58	0.02	—
설탕	5	19.2	—	—	—
국간장	10	5.8	0.78	—	1.14
감생채					
무	60	11.4	1.32	0.06	—
단감	30	18	0.12	0.06	—
설탕	3	11.52	0.01	—	0.08
식초	10	1.6			
과일					
배	100	40	0.3	0.1	—

저 녁 (열량 669Kcal, 단백질 22.29g, 지질 17.76g, 염분 2.58g)

	수량(g)	열량(Kcal)	단백질(g)	지질(g)	염분(g)
쌀밥	220	325.6	5.72	1.1	—
방어튀김					
방어	70	64.4	13.37	0.84	0.16
밀가루	5	18.4	0.4	0.09	—
식용유	10	92.1	—	10	—
소금	1.5	—	—	—	1.5
가지구이					
가지	60	10.8	0.66	0.06	—
피망	20	4.2	0.18	0.02	—
식용유	5	46.05	—	5	—
된장	15	32.55	1.46	0.45	0.92
설탕	5	19.2	—	—	—
과일					
포도	100	56	0.5	0.2	—

(7) 본태성고혈압증의 겨울 상차림

(열량 1846kcal/단백질 59.52g/지질 33.76g/염분 6.02g)

〈조리법〉 잡탕

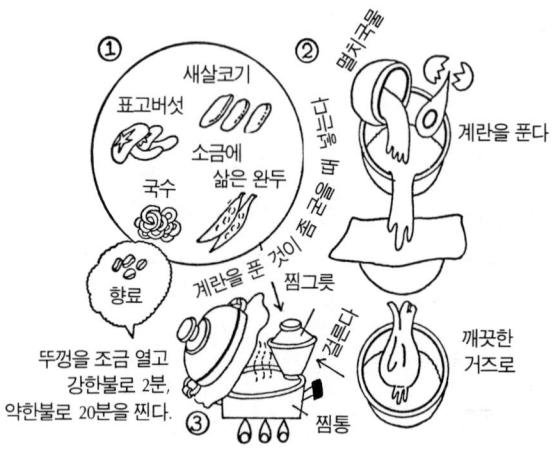

아 침 (열량 533Kcal, 단백질 20.93g, 지질 11.19g, 염분 2.25g)

	수량(g)	열량(Kcal)	단백질(g)	지질(g)	염분(g)
쌀밥	220	325.6	5.72	1.1	—
된장국					
｜양배추	30	7.2	0.42	0.03	—
｜멸치국물	150	—	—	—	—
｜된장	15	32.55	1.46	0.45	0.92
계란반숙					
｜계란	50	81	6.15	5.6	0.15
｜소금	0.5	—	—	—	0.5
삶은 콩					
｜삶은 콩	40	80	6.6	4	—
｜파	10	2.7	0.11	0.01	—
｜국간장	6	3.48	0.47	—	0.68

점 심	(열량 708Kcal, 단백질 19.87g, 지질 15.22g, 염분 1.55g)				
	수량(g)	열량(Kcal)	단백질(g)	지질(g)	염분(g)
쌀밥	220	325.6	5.72	1.1	—
완자					
계란	50	81	6.15	5.6	0.15
닭살	20	45.4	3.52	3.24	0.04
파드득나물	20	3.8	0.2	0.02	—
식용유	5	46.05	—	5	—
설탕	5	19.2	—	—	—
국간장	6	3.48	0.47	—	0.68
나물무침					
가위바위솔	80	73.6	2.24	0.16	—
설탕	5	19.2	—	—	—
국간장	6	3.48	0.47	—	0.68
과일					
바나나	100	87	1.1	0.1	—

저 녁	(열량 605Kcal, 단백질 18.72g, 지질 7.35g, 염분 2.22g)				
	수량(g)	열량(Kcal)	단백질(g)	지질(g)	염분(g)
쌀밥	220	325.6	5.72	1.1	—
잡탕					
국수	50	50.6	1.25	0.25	0.05
계란	50	81	6.15	5.6	0.15
새우	20	13.2	2.78	0.16	0.14
시금치	20	5.6	0.76	0.02	—
표고버섯	10	—	0.24	0.02	—
멸치국물	120	—	—	—	—
소금	1.2	—	—	—	1.2
국간장	6	3.48	0.47	—	0.68
삶은 고구마					
고구마	50	62.5	0.55	0.1	—
설탕	5	19.2	—	—	—
과일					
귤	100	44	0.8	0.1	—

(8) 2차성고혈압증의 봄철 상차림

(열량 1700kcal/단백질 59.76g/지질 34.79g/염분 5.7g)

〈조리법〉닭도리탕

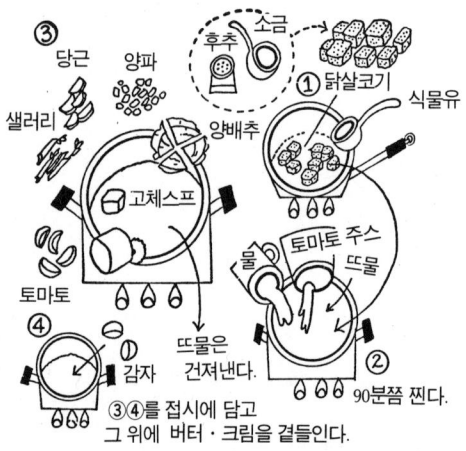

③④를 접시에 담고
그 위에 버터·크림을 곁들인다.

| 아 침 | (열량 551Kcal, 단백질 16.85g, 지질 13.21g, 염분 1.99g) |

	수량(g)	열량(Kcal)	단백질(g)	지질(g)	염분(g)
쌀밥	220	325.6	5.72	1.1	—
된장국					
미역	3	—	0.06	0.01	0.05
된장	10	21.7	0.97	0.3	0.61
계란구이					
계란	50	81	6.15	5.6	0.15
파슬리	소량	—	—	—	—
식용유	5	46.05	—	5	—
소금	0.5	—	—	—	0.5
시금치 무침					
시금치	60	16.8	2.28	0.06	—
참깨	2	11.56	0.4	1.04	—
국간장	6	3.48	0.47	—	0.68
과일					
귤	100	44	0.8	0.1	—

점 심	(열량 603Kcal, 단백질 27.97g, 지질 15.22g, 염분 2.18g)				
	수량(g)	열량(Kcal)	단백질(g)	지질(g)	염분(g)
빵	90	234	7.56	3.42	1.17
잼	20	52.8	0.1	0.02	—
생선튀김					
┌ 방어	70	64.4	13.37	0.84	0.28
│ 소금	0.5	—	—	—	0.5
└ 식용유	4	36.84	—	4	—
오이생채					
┌ 오이	30	3.3	0.3	0.06	—
│ 식초	4	0.64	—	—	0.03
└ 설탕	4	15.36	—	—	—
고구마찜					
┌ 고구마	40	50	0.44	0.08	—
└ 설탕	5	19.2	—	—	—
우유	200	126	6.2	6.8	0.2

저 녁	(열량 546Kcal, 단백질 14.94g, 지질 6.36g, 염분 1.53g)				
	수량(g)	열량(Kcal)	단백질(g)	지질(g)	염분(g)
쌀밥	220	325.6	5.72	1.1	—
닭도리탕					
┌ 닭살	30	71.7	5.91	4.95	—
│ 감자	50	37	0.85	0.1	—
│ 양파	20	6.6	0.22	0.02	—
│ 토마토	50	8	0.35	0.05	—
│ 멸치국물	150	—	—	—	—
└ 소금	1.5	—	—	—	1.5
무 생채					
┌ 무	40	7.6	0.88	0.04	—
│ 당근	10	3.6	0.13	0.02	—
│ 식초	4	0.64	—	—	0.03
└ 설탕	4	15.36	—	—	—
과일					
바나나	80	69.6	0.88	0.08	—

(9) 2차성고혈압증의 여름 상차림
(열량 1684kcal/단백질 59.37g/지질 38.5g/염분 4.98g)

〈조리법〉계란구이

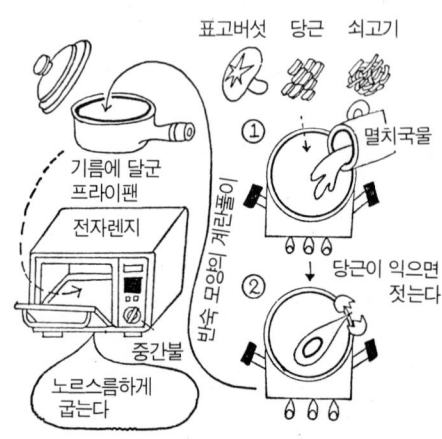

아 침	(열량 517Kcal, 단백질 14.72g, 지질 17.91g, 염분 1.58g)				
	수량(g)	열량(Kcal)	단백질(g)	지질(g)	염분(g)
빵	90	234	7.56	3.42	1.17
잼	10	26.4	0.05	0.01	—
오이생채					
오이	30	3.3	0.3	0.06	—
식초	4	0.64	—	—	0.03
설탕	4	15.36	—	—	—
과일샐러드					
오이	20	2.2	0.2	0.04	—
파인애플(통조림)	30	24	0.12	0.03	—
레몬	5	15.75	0.14	0.01	—
마요네즈	10	69.8	0.15	7.54	0.18
우유	200	126	6.2	6.8	0.2

점 심 (열량 550Kcal, 단백질 27.94g, 지질 11.63g, 염분 1.95g)

	수량(g)	열량(Kcal)	단백질(g)	지질(g)	염분(g)
쌀밥	220	325.6	5.72	1.1	—
계란구이					
계란	50	81	6.15	5.6	0.15
파슬리	5	1.85	0.15	0.01	—
식용유	3	27.63	—	3	—
설탕	5	11.52	—	—	—
소금	0.5	—	—	—	0.5
무채					
무	30	5.7	0.66	0.03	—
국간장	3	1.74	0.23	—	0.34
생선찜					
방어	70	79.8	14.56	1.89	0.28
멸치국물	50	—	—	—	—
설탕	5	11.52	—	—	—
국간장	6	3.48	0.47	—	0.68

저 녁 (열량 617Kcal, 단백질 16.71g, 지질 8.96g, 염분 1.45g)

	수량(g)	열량(Kcal)	단백질(g)	지질(g)	염분(g)
쌀밥	220	325.6	5.72	1.1	—
된장국					
가지	30	5.1	0.33	0.03	—
멸치국물	150	—	—	—	—
된장	10	21.7	0.97	0.3	0.61
고기경단과 야채나물					
닭살	20	45.4	3.52	3.24	0.04
파	10	2.7	0.11	0.01	—
감자	80	57.6	1.36	0.16	—
완두콩	10	2.1	0.23	0.01	—
녹말가루	5	16.8	0.01	—	—
멸치국물	100	—	—	—	—
국간장	6	3.48	0.47	—	0.68
설탕	5	11.52	—	—	—
딸기 밀크쉐이크					
딸기	30	10.5	0.27	0.03	—
우유	120	75.6	3.72	4.08	0.12
설탕	10	38.4	—	—	—

(10) 2차성고혈압증의 가을 상차림

(열량 1738kcal/단백질 66.89g/지질 29.08g/염분 5.11g)

〈조리법〉 방어전

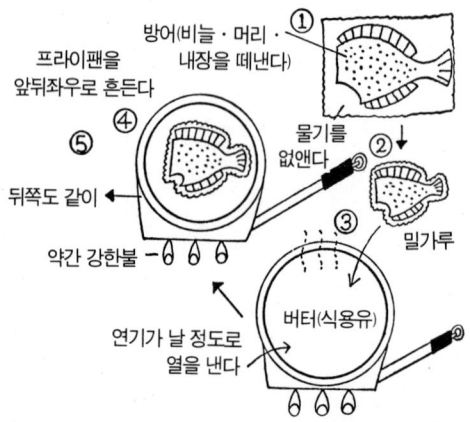

아 침	(열량 620Kcal, 단백질 21.76g, 지질 12.28g, 염분 2.14g)				
	수량(g)	열량(Kcal)	단백질(g)	지질(g)	염분(g)
쌀밥	220	325.6	5.72	1.1	—
된장국					
미역	3	—	0.06	0.01	0.05
된장	10	21.7	0.97	0.3	0.61
토란찜					
토란	100	58	2.5	0.1	—
설탕	5	19.2	—	—	—
국간장	6	3.48	0.47	—	0.34
가지구이					
가지	70	12.6	0.77	0.07	—
국간장	6	3.48	0.47	—	0.34
고등어	조금	—	—	—	—
반숙					
계란	50	81	6.15	5.6	0.15
소금	0.5	—	—	—	0.5
우유	150	94.5	4.65	5.1	0.15

점 심 (열량 527Kcal, 단백질 24.16g, 지질 4.49g, 염분 1.19g)

	수량(g)	열량(Kcal)	단백질(g)	지질(g)	염분(g)
쌀밥	220	325.6	5.72	1.1	—
잡채					
┌ 닭살	50	44	3.4	2.85	—
│ 두부	50	54	12	0.35	0.05
│ 토란	50	29	1.25	0.05	—
│ 당근	10	3.6	0.13	0.02	—
│ 완두콩	20	6	0.58	0.02	—
│ 설탕	5	19.2	—	—	—
└ 국간장	10	5.8	0.78	—	1.14
과일					
배	100	40	0.3	0.1	—

저 녁 (열량 591Kcal, 단백질 20.97g, 지질 12.31g, 염분 1.78g)

	수량(g)	열량(Kcal)	단백질(g)	지질(g)	염분(g)
쌀밥	220	325.6	5.72	1.1	—
방어전					
┌ 방어	70	64.4	13.37	0.84	0.28
│ 밀가루	5	18.4	0.4	0.09	—
│ 식용유	10	92.1	—	10	—
└ 소금	1.5	—	—	—	1.5
삶은 콩					
┌ 강낭콩	20	52.2	1.48	0.28	—
└ 설탕	10	38.4	—	—	—

(11) 2차성고혈압증의 겨울 상차림

(열량 1814kcal/단백질 54.92g/지질 44.64g/염분 4.15g)

〈조리법〉 두부된장무침

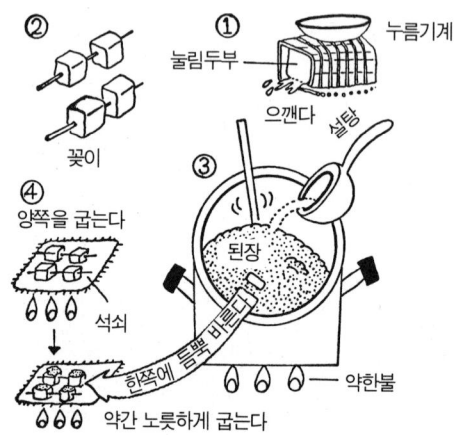

아 침	(열량 546Kcal, 단백질 19.43g, 지질 10.72g, 염분 1.75g)				
	수량(g)	열량(Kcal)	단백질(g)	지질(g)	염분(g)
쌀밥	220	325.6	5.72	1.1	—
된장국					
양배추	30	7.2	0.42	0.03	—
멸치국물	150	—	—	—	—
된장	15	32.55	1.46	0.45	0.92
삶은 콩					
삶은 콩	40	80	6.6	4	—
파	10	2.7	0.11	0.04	—
국간장	6	3.48	0.47	—	0.68
우유	150	94.5	4.65	5.1	0.15

점 심 (열량 612Kcal, 단백질 17.16g, 지질 15.06g, 염분 0.87g)

	수량(g)	열량(Kcal)	단백질(g)	지질(g)	염분(g)
쌀밥	220	325.6	5.72	1.1	—
계란튀김					
├ 계란	50	81	6.15	5.6	0.15
├ 닭살	20	45.4	3.52	3.24	0.04
├ 파드득나물	20	3.8	0.2	0.02	—
├ 식용유	5	46.05	—	5	—
├ 설탕	5	19.2	—	—	—
└ 국간장	6	3.48	0.47	—	0.68
과일					
└ 바나나	100	87	1.1	0.1	—

저 녁 (열량 656Kcal, 단백질 18.33g, 지질 18.86g, 염분 1.53g)

	수량(g)	열량(Kcal)	단백질(g)	지질(g)	염분(g)
쌀밥	220	325.6	5.72	1.1	—
두부 된장무침					
├ 두부	100	88	7.8	5.7	—
├ 유자	조금	—	—	—	—
├ 설탕	8	30.72	—	—	—
└ 된장	15	32.55	1.46	0.45	0.92
감자 샐러드					
├ 감자	80	57.6	1.36	0.16	—
├ 낭근	10	3.6	0.13	0.02	—
├ 오이	10	1.1	0.1	0.02	—
└ 마요네즈	15	104.7	0.23	11.31	0.27
무침					
├ 유채	50	10.5	1.3	0.1	—
└ 국간장	3	1.74	0.23	—	0.34

제 2 장 고혈압의 약물요법(藥物療法)

1. 치료를 받는 사람의 유의점

(1) 치료방법의 선택

　혈압이 이상하게 높은 것을 알고 걱정되거나 고혈압 때문에 일상생활에 지장이 있어서 치료를 시작하려고 할 때는 우선 전문의의 진단을 받고 나서 해야 한다.
　혈압을 내리는 강하제(降下劑)가 시판되고 있다 해서 그것을 사먹는다고 꼭 고혈압이 없어지는 것은 아니다. 일시적으로는 혈압을 내릴 수 있을지 모르나, 몇 시간 또는 며칠 뒤에는 그전 같이 올라 버리기 일쑤다.
　고혈압 가운데 본태성고혈압은 선천적으로 고혈압이 될 체질을 가지고 있는 것이므로 체질을 바꾸지 않는 한, 근본적으로 고칠 수는 없다. 다만 약물이나, 식사, 그밖의 방법으로 고혈압 때문에 생기는 장애를 줄일 수는 있다.
　이에 반해 체질적인 것이 아니고 다른 특별한 원인이 있어서 고혈압이 나타났을 경우에는 그 특별한 원인을 없앰으로써 고혈압도 치료할 수 있다.

　이를테면 신장 질환 때문에 혈압이 높아졌을 때는 그 신장 질환을 개선할 치료부터 시작해야 한다. 신장 질환이 개선되면 고혈압도 자연히 없어진다.

　이와같이 고혈압에는 여러 가지 원인이 있는데 그 원인에 따라 치료방법도 다르게 된다. 우선 전문의의 진단을 받아 가장 좋은 치료방법을 고르고 나서 치료를 시작해야만 효과를 얻을 수 있다.

(2) 조기(早期)에 치료한다

　모든 질병에 대해 그 예방이 제대로 되면 치료는 필요없다. 또 병에 걸렸더라도 재빨리 발견하여 조기치료를 하면 효과가 훨씬 크다.

　따라서 고혈압도 조기에 치료함으로써 근치(根治) 또는 질병의 진행을 막을 수 있다.

　위의 여러 장에서 언급한 것처럼 고혈압이라는 병 자체는 그렇게 무서운 것이 아니다. 또 비록 고혈압이라도 일상생활에 전혀 지장이 없는 경우도 있다.

　그러나 고혈압인 사람은 다른 질환을 앓게 될 때 그것과 고혈압이 합병하여 서로 나쁜 영향을 끼쳐 생명이 위험해지는 수가 많다. 이것은 각종 통계가 나타내고 있다.

　그래서 이와 같은 위험한 상태를 불러오기 전에 고혈압의 피해를 예방해두는 것이 고혈압 치료의 목적이기도 하다.

(3) 치료의 중절(中絶)은 금물

　고혈압을 치료함에 있어서 가장 중요한 것이 있다. 그것은 치료를 중도에 중단하지 말아야 한다는 것이다.

　이제까지 여러 번 설명해왔듯이 본태성고혈압은 태어날 때부터 고혈압 체질이기 때문에 나타난 현상이므로 그 원인인 체질을 바꾸지 않는 한 고혈압은 치료되지 않는다. 체질을 바꾸는 일은 결코 하루 아침에 이뤄지는 것이 아니다.

　그밖의 고혈압은 모두 그 원인이 되는 질병이 있어서 생긴다. 따라서 그 원인이 되어 있는 질병을 개선하지 않는 한, 고혈압도 없어지지 않는다.

　이렇게 볼 때 고혈압 치료는 결코 간단한 것이 아니다. 그래서 모처럼 치료를 시작하더라도 단시일에 치료효과가 나타나지 않으므로 도중에서 치료를 그만두는 사람이 있다.

　그런데 치료를 중단했기 때문에 치료를 시작하기 전보다 오히려 증상을 더 악화시키는 예가 적지 않다. 고혈압 치료를 받을 사람은 미리 이것을 명심해 둘 필요가 있다.

　즉 고혈압을 치료함에 있어서는 의사의 판단으로 혈압을 내릴 필요가 있을 경우에는 강압제(降壓劑)를 써서 일시적으로 혈압을 내리기도 한다. 또 환자가 직접 시판되는 강압제를 사먹으며 스스로 치료하는 수도 있다.

　강압제를 쓰게 되면 혈압은 확실히 내린다. 그러나 이것은 일시적인 현상이고 머지않아 또 그전처럼 올라서 고혈압이 된다. 원인이 남아 있는 한, 고혈압은 결코 완치되지 않는다.

　그런데 일시적이라도 혈압이 내린다는 점에서 환자는 고혈압이 없어진 걸로 속단하기 쉽다. 의사가 주의를 주어도 귀를 기울이려 들지 않고 결국 치료를 중단해버리는 사람도 있다.

　이와 같은 치료 중단은 거의 예외없이 치료를 시작하기 전보다 증상을 더 악화시키게 된다.

2. 혈압을 내리는 약

(1) 약물의 효과

　고혈압을 일시적으로 저하시키는 데 효과 있는 약을 혈압강하제 또는 강압제라고 한다.

혈압을 내리는 데 강압제를 쓸 것인가의 여부는 의사의 판단에 맡길 수밖에 없다. 환자나 가족들이 의사의 지시도 받지 않고 멋대로 강압제를 써서 혈압을 내리는 것은 매우 위험하며 오히려 나쁜 결과를 불러오기 쉽다.

강압제를 써서 혈압을 내려도 그것으로 고혈압 자체가 완전히 치료되는 건 아니다. 약을 쓰는 것을 중단하면 혈압은 다시 예전으로 되돌아가 오히려 높아져 버린다.

그렇다면 강압제를 써서 혈압을 내리는 것은 무의미한 일이냐 하면 그렇지만도 않다. 그나름의 효과도 있다.

즉 강압제를 써서 혈압을 일시적으로 내리는 것은 고혈압 증상의 진행속도를 둔하게 하는 데 효과가 있다.

또 고혈압이 급속도로 악화됐을 때, 위험한 상태로부터 빠져나올 수 있다는 효과도 있다. 일시적이라도 강압제를 써서 위험상태를 해소하고 나서 다른 적당한 처치를 할 수 있는 것이다.

그리고 식이요법으로 혈압을 내리려 했지만 효과를 보지 못했을 경우에 강압제를 쓰는 경우도 있다.

(2) 약물의 종류와 작용

강압제에는 여러 가지 종류가 있으며 각각 다른 작용을 한다. 그러므로 강압제라면 어느 것을 써도 되는 것이 아니다. 고혈압의 원인 증상, 그밖의 모든 조건을 종합 판단하여 강압제를 고를 필요가 있다. 이것은 전문가가 아니면 정확한 판단을 할 수 없다. 또 처방도 모두 같지는 않다.

다음에서 이런 약물들에 대하여 구체적으로 살펴보기로 한다.

(3) 진정제

고혈압 초기에는 진정제만으로도 큰 효과를 얻는 수가 있다. 또 다른 강압제를 쓸 경우에도 의사는 우선 진정제를 투여하여 어느 정도까지 혈압이 내리는가를 보는 것이 보통이다.

이 진정제라는 것은 불안이나 초조감 등에서 오는 정신적 긴장을 부드럽게 하는 작용을 한다. 정신긴장은 상상 이상으로 혈압을 올리므로 진정제에 의해서 정신 긴장이 풀리면 혈압이 내리는 것이 보통이다.

진정제로서 많이 쓰이는 것은 루미날이며 정신안정제로는 리제나 콘톨 등이 효과적이다.

밤에 안면(安眠)을 하지 못하는 사람은 취침 전에 브로바린, 베로날, 카르모친, 아다린, 이소미탈 같은 수면제를 먹고 잠들도록 한다. 최근에는 벤자린, 넬본 같은 수면도입제(睡眠導入劑)도 흔히 사용된다.

이러한 약물들은 부작용이 있다고 말하는 사람도 있으나 의사의 지시에 따라 복용하면 걱정이 없다.

(4) 강압제

이 장의 첫머리에서 설명했듯이 강압제는 일시적으로 혈압을 내림으로써 고혈압에서 생기는 위험으로부터 빠져나오기 위해서 쓰는 약이다. 따라서 위험한 상태가 아니라면 될 수 있는 대로 쓰지 않는 것이 좋다.

강압제를 쓰면 틀림없이 혈압이 내려서 위험으로부터 멀리하는 효과가 있다. 하지만 반대로 혈압을 내림으로써 위험을 초래하는 경우도 있다.

이를테면 동맥경화가 있는 사람은 필연적으로 고혈압을 수반하고 있는데 이것은 동맥의 내벽(內壁)이 좁아졌거나 탄력성(彈力性)이 떨어져서 혈액이 흐르기 어렵게 되어 있는 상태이므로 강한 압력이 요구된다. 따라서 이 요구를 채우기 위해서 고혈압은 불가피하다. 즉 동맥경화에 있어서 고혈압은 필요악(必要惡)이다.

그래서 동맥경화가 진행돼 있는 노인의 경우, 강압제를 써서 혈압을 내리면 뇌나 장기가 필요로 하는 혈액을 보내주지 못하게 된다. 그 결과, 뇌연화증(腦軟化症)을 일으키거나 심근경색 또는 요독증(尿毒症)을 일으킬 위험사태가 생기기도 한다.
　이와 같이 강압제의 사용은 그 용법을 그르치면 엉뚱한 사태를 가져오므로 꼭 의사의 지시대로 사용해야 한다.

강압제 사용상 주의점

　강압제는 종류가 많은데 어떤 것은 효력이 천천히 나타나는 것이 있는가 하면 또 어떤 것은 효력이 매우 갑작스럽게 나타나며 또 부작용도 여러 가지다.
　강압제의 대부분은 내복약인데 주사약도 있다.
　또 혈압은 겨울이면 높아지고 여름에는 낮아지는 것이 보통인데 이러한 혈압의 변화에 따라 여러 종류를 사둔다든가 용법을 정리하는 일도 필요하다. 그러나 이러한 점도 반드시 의사의 지시를 따라야 한다.

라우올피아 · 셀펜티나제

　이것은 복용해서 금방 효과가 나타나는 약은 아니지만 1~2주일을 계속 복용하면 서서히 혈압이 내려간다. 또 복용을 멈춘 뒤에도 일정한 시간 동안은 효과가 지속된다.
　강압제 중에서 부작용이 가장 적은 편이니 별로 걱정할 것이 없다. 코가 막힌다든가 얼굴이 화끈거린다든가 맥박이 뜸해지거나 졸리는 등의 증상을 호소하는 사람도 있지만 그것으로 일상생활에 지장을 가져오는 일은 거의 없고 오히려 신장이 부담을 덜어서 밤에는 안면할 수 있는 효과도 있다.
　이와 같이 부작용이 강렬하지 않은 점에서 복용하는 사람에게 안정감을 주기 때문에 초기의 가벼운 고혈압증의 사람에게 많이 쓰이고 있다.

히드라라진제

　이것은 일종의 교감신경 차단제(遮斷劑)로서 염산히드라지노프타라진이라고도 하며 아프레조린이라는 시판되는 정제(錠劑)가 이런 종류다.
　처음에는 소량(하루 40mmg)을 여러 차례에 걸쳐 복용하고 효과가 나타날 때까지 양을 불리어간다. 적정량이 정해지면 그 양을 계속 복용한다.

이 약은 중추신경이나 말초신경에 작용하여 혈압을 내린다.

또 신장(腎臟)으로 가는 혈액의 양을 늘리는 작용도 하는데 이미 동맥경화 증세가 있는 사람에게는 효과가 적다.

부작용으로는 맥박이 빨라지고 두통, 오심(惡心), 식욕부진, 관절통 등을 일으키는 수가 있고 또 현기증을 일으키는 수도 있다.

이러한 부작용을 적게 하기 위해 다른 약제, 이를테면 항(抗)히스타민제와 병용된다.

자율신경절 블럭제

자율신경인 교감신경은 혈관을 수축시키는 작용을 한다. 혈관이 수축하면 혈액의 흐름이 방해되어 혈압을 올린다.

이때 교감신경의 작용을 차단하여 혈관을 넓혀주면 혈액이 흐르기 쉬워져서 혈압이 내리는 것이다.

자율신경 차단제는 이러한 목적으로 사용되는데 강력한 작용을 하는 약물이므로 부작용도 심하다. 주요한 부작용은 다음과 같다.

(i) 기립성 저혈압(起立性 低血壓)을 수반한다.

즉 누워 있을 때와 서 있을 때의 혈압에 차이가 생겨 서 있을 때는 혈압이 내린다. 그 때문에 갑자기 일어섰을 때 현기증을 일으키는 수가 있다.

(ii) 변비가 되기 쉽다.

(iii) 입이 마르고 식욕부진, 눈이 찐득거리거나, 가물거리는 증상이 나타나는 수도 있다.

이런 증상에 사용되는 약제로는 헥사메토니움, 염산매카미루아민, 칸피드니움, 펜토리니움, 염산구아네티진 등이 있다.

크로로 사이아자이드제

이 약제는 이뇨제(利尿劑)로서 사용되는 것인데 그뒤로 혈압을 내리는 작용이 있다는 것이 밝혀져서 강압제로도 널리 이용되고 있다. 즉 소변의 배설을 좋게함으로써 소변과 함께 체내의 나트륨을 배설하여 혈압을 내리게 하는 것이다.

이에 속하는 약은 종류도 많고 효과도 완만하지만 정제가 시판되고 있어서 복용하기가 편리하고 또 휴대하기도 간편하다. 또 양을 과용하지 않는 한 부작용도 거의 없다.

일반적으로 사용되는 것으로는 크로트라이드, 다이크로트라이드, 이시드렉스, 트리크롤메사이아자이드, 벤즈사이아자이드, 하이드로풀메사이아자이드, 쥬렉스, 사르트론과 그 밖의 것이 있으며 각각 그 사용량이 다르다.

효소억제제(酵素抑制劑)

몸안에서 혈압을 올리는 물질을 만드는 효소(酵素)의 작용을 억제함으로써 혈압을 내리기 위해 쓰이는 약이다. 주로 포리날, 알드맷드 등이 쓰인다.

부작용은 적은 편이나 설사, 발열(發熱), 오심(惡心) 등을 호소하는 수가 있다.

최근, 칼슘 길항제(拮抗劑), β수용체 차단제(β受容體 遮斷劑) 등이 사용되어 효과를 올리고 있는데 모두가 다른 강압제처럼 의사의 지시에 따라 복용해야 한다.

3. 혈관을 보강하는 약

(1) 혈관의 노화와 보강약(補强藥)

혈관은 혈액을 통하게 하는 파이프인데 이 파이프는 나이가 듦에 따라 노화한다. 즉 탄력성이 없어지고 콜레스테롤이 파이프의 내벽에 침착하게 된다. 그러면 혈액이 흐르기 어렵게 되어 고혈압이 생긴다. 이것이 동맥경화와 고혈압의 합병상태다.

이와 같은 상태는 혈관이 막혀버린다거나 터지는 위험을 안고 있다. 한번 동맥이 경화되면 이것을 예전의 건강한 상태로 되돌릴 수는 없다. 그리고 나이와 함께 동맥은 노화하는 것이므로 동맥경화와 고혈압은 그 정도가 더 심해진다.

그래서 이같은 위험한 상태의 진행에 제동을 걸거나 진행속도를 늦춤으로써 수명을 연장시키는 것을 생각하게 되었다. 동맥경화 및 고혈압에 관한 여러 가지 치료법이 바로 그것이다.

여기서는 동맥경화의 예방에 효과가 있다는 약물에 대해 소개하기로 한다.

요오드제

요오드는 요소(沃素)와 같은 원소인 옥화물(沃化物)로서 해조류나 바다 동물의 고기 속에 들어 있다. 이 요소가 요오드제로서 의약품에 이용되는 것은 다 아는 사실이다.

또 요오드가 동맥경화 예방이나 개선에 좋다는 것도 전부터 널리 알려져왔다. 해조류를 많이 먹는 사람에게는 뇌졸중이 적고 민간요법 같은 데서도 해조류가 큰 몫을 하고 있다. 즉 해조류에 요오드가 많이 들어 있다는 증거다.

물론 해조류도 식용이 되는 것과 먹을 수 없는 것이 있다. 일반적으로는 김, 미역, 곤포, 같은 것이 사용되며 그 중에서도 곤포는 이것을 물에 우려내서 그 물을 마신다든가 곤포를 재료로 한 요리를 먹게 되면 효과가 더 많다.

또 요오드제가 시판되고 있으므로 그것을 상비약으로서 복용하면 동맥경화의 예방은 물론 진행속도를 늦출 수 있다.

그러나 효과가 있다 해서 요오드제만 복용해서는 동맥경화를 없애거나 예방되는 건 아니다. 요오드제도 먹고 아울러 나날의 식사에 주의하도록 양면작전을 취하는 것이 바람직하다.

루틴제

이 약은 모세혈관의 저항을 강하게 할 뿐만 아니라 통변(通便)을 좋게 한다. 레몬이나 오렌지 같은 과일류에나 양파껍질 등에도 이와 유사한 물질이 들어 있다.

레시틴

콩기름에서 추출한 물질로서 혈액 속의 콜레스테롤 농도를 낮추는 작용을 한다. 정제된 제품으로서 리포스타빌, EPL 등이 있다.

고혈압자에게 어느 기간 동안 이 레시틴을 투여하면 혈압이 내리고 그뒤로 투약을 중단해도 상당 기간은 혈압이 오르지 않는다는 보고가 있다.

또 심장이나 그밖의 여러 장기에 대해서도 유효하게 작용한다고 한다.

불포화지방산(不飽和脂肪酸)

동맥경화의 예방약으로 선전, 판매되고 있는 약이다. 이 효과에 대해서는 아직도 완전히 밝혀져 있지 않지만 혈청(血淸) 콜레스테롤이 특히 높은 사람일 경우에는 효과가 있다.

제품으로는 리놀산, 리놀산에칠이 있다. 그리고 불포화지방산은 식물성지방, 이를테면 양질마가린, 콩기름, 옥수수기름 등에 들어 있으므로 동물성지방 대신 될 수 있는 대로 이런 식물성지방을 섭취하도록 하는 것이 예방한다는 의미에서 매우 바람직하다.

에라스팀

아직 결정적인 이론은 나와 있지 않으나 경화동맥벽(硬化動脈壁)의 변성(變性) 노화에라스팀을 분해하여 동맥벽의 탄력선유(彈力 線維) 에라스팀을 새로 만들어서 탄력성을 높인다는 작용이 인정되었다. 최근에 와서 에라스팀 분해·신생효소(新生酵素)로서 에라스팀이 사용되고 있다. 이외에도 혈액속의 콜레스테롤을 저하시키는 작용이 인정되고 있다.

제 3 장 뇌졸중 예후의 유의점

1. 안정기의 대책

(1) 회복에의 노력이 중요

뇌졸중으로 쓰러진 직후의 환자는 의식이 없고 반신불수가 된다. 그대로 사망해버리는 수가 많으며 또 비록 생명을 건졌다 해도 폐인처럼 병상생활을 하는 수가 많다.

그러나 발작 직후의 치료가 제대로 되고 본인이나 주위 사람들이 회복에의 노력을 게을리하지 않으면 일상생활은 물론이고 사회인으로서 활동도 결코 불가능하지는 않다.

환자나 신체장애자같이 사회적인 활동을 하는 데 있어서 큰 약점을 가지고 있는 사람이 그 약점을 극복하여 사회에 복귀할 수 있도록 치료나 훈련을 하는 예후조치(豫後措置)를 리허빌리테이션(Re-habilitation)이라고 한다.

리허빌리테이션은 의학적인 것과 사회적인 것으로 나눌 수가 있는데 여기서는 뇌졸중 환자가 자택에서 요양생활을 하면서 행하는 의학적 리허빌리테이션에 대해 살펴보기로 한다.

뇌졸중으로 쓰러지게 되면 위에서 말한 것처럼 환자가 의식을 회복한 뒤에도 반신불수상태가 계속되고 언어장애가 남는 것이 보통이다.
따라서 뇌졸중의 리허빌리테이션은 주로 불수가 된 손발의 운동을 되돌리는 것과 언어능력을 회복하는 데 중점을 둔다. 이것은 곧 뇌의 기능장애를 배제하는 일이다.

(2) 가족의 협력

뇌졸중 환자는 말하자면 신생아와 같이 생존해 있을 뿐 환경에 적응하는 능력을 갖지 못한다. 언어능력도 없고 자기가 생각하는 대로 손발을 움직이는 것은 물론이고 대소변도 가리지 못한다.
이와 같은 상태의 환자가 재기할 수 있게 되려면 의학의 도움만으로는 불가능하다. 꼭 재기할 수 있다 라고 하는 본인 자신의 확신과 회복에의 의욕, 그리고 가족들의 협조가 일체가 되어야 비로소 회복이 가능해진다.
뇌졸중으로 넘어지는 사람의 대부분은 연령적으로 중년 이후, 특히 노인층이므로 자칫하면 재기의 의욕을 잃기 쉽고 가족들도 포기하기 쉬운데 수년 혹은 십수년을 식물인간처럼 병상에서 보내는 예가 많은 뇌졸중의 경우, 부질없이 죽는 날만 기다리고 있다면 본인은 말할 것도 없고 가족들에게도 불행한 일이다.
비록 완전한 건강체로 되돌아간다는 것은 불가능하다 해도 일상생활에 남의 손을 빌릴 필요가 없을 정도까지는 기능회복이 될 수 있도록 노력을 계속하는 것이 중요하다.

(3) 변형(變形)의 예방

뇌졸중 발작이 생긴 직후의 환자는 원칙적으로 절대안정이 필요하다. 환자의 몸을 움직일 때는 반드시 의사의 지시를 받아서 해야 한다.
뇌졸중 발작이 생기면 언어장애와 함께 몸의 마비를 수반하는 것이 이 병의 전형적인 증상인데, 이 경우의 마비는 이완성(弛緩性)인 것과 경직성(硬直性)인 것, 그리고 정상에 가까운 가벼운 것으로 나눌 수 있다.

이 중에서 정상에 가까운 마비는 리허빌리테이션의 효과도 빨리 나타나지만 경직성인 마비는 좀 늦고 이완성인 마비는 회복이 더욱 늦어진다.

이와 같은 마비는 그대로 방치해두면 손발의 관절이 굳어진 채로 있게 된다. 즉 언어장애가 회복되어도 손이나 발다리는 자유롭게 움직일 수 없게 된다.

그래서 이것을 예방하기 위해 발작후 시간이 너무 늦기 전에 필요한 처치를 해두어야 한다.

이것은 절대안정을 요한다는 처치와는 모순되는 것 같지만 모처럼 뇌의 기능장애가 적게 되어도 손발의 근육이나 관절의 경직상태가 없어지지 않으면 운동의 기능을 회복할 수 없으므로 미리 이에 대비할 필요가 있다.

이에 대해서는 의사의 지도에 따라 다음과 같은 처치가 필요하다.

(i) 환자를 매트나 요 위에 눕힐 때, 머리와 목을 앞으로 굽히지 않도록 베개를 낮게 하고 어깨와 허리는 수평위치가 되도록 한다.

(ii) 다리는 뻗어 있는 채로 굳어버릴 수 있으므로 발판을 써서 발목 관절이 직각으로 굽혀진 모양을 유지하도록 한다. 두 발끝이 위를 향하게 한다.

(iii) 하지(下肢) 전체가 바깥쪽으로 구부러지기 쉬우므로 이것을 막기 위해 마비된 다리의 바깥쪽에 방석이나 쿠션을 괴어둔다.

(iv) 상체 밑에 베개를 놓고 그 위에 마비된 손을 올려 놓는다.

이상은 변형을 예방하는 기본자세인데 병상에 있는 환자를 항상 이런 자세로 눕혀두는 것은 좋지 않다. 때때로 몸의 위치를 바꿔줄 필요가 있다.

(4) 관절의 경직 방지

그러나 변형 예방의 처치만으로는 관절의 운동기능을 회복시킬 수 없다.

그래서 환자가 아직 온몸의 상태를 회복하지 못하고 스스로 손발운동을 할 수 없는 시기에는 가족들이 곁에서 관절을 움직여 주어야 한다. 이것을 타동운동(他動運動)이라고 한다.

이 타동운동을 어느 범위까지 그리고 어느 정도로 해줄 것인가의 판단은 병의 상태에 따라야 하므로 의사와 상의해서 결정한다. 이때는 될 수 있는대로 넓은 범위에 걸쳐 관절을 움직여 주는 것이 좋은데 의사의 판단으로 문제가 있다고 하면 손가락 하나라도 맘대로 움직여서는 안된다.

운동의 요령은 하나의 관절에 대해 2~3번 움직이는 정도로 이것을 하루에 여러번 반복한다. 될 수 있으면 2시간마다 해주는 것이 좋으며 또 마비되지 않은 쪽 손이나 다리의 관절도 움직여준다.

각 관절별로 그 요령을 소개하면 다음과 같다.

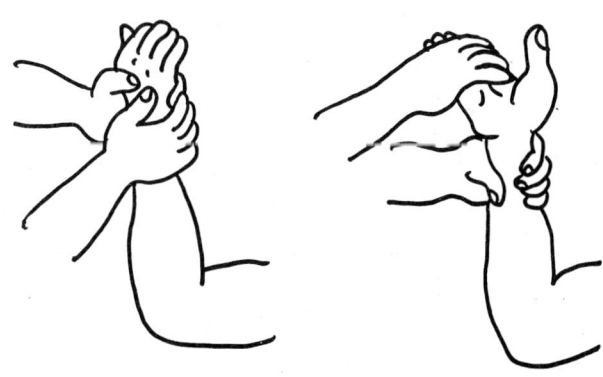

손의 굴신(屈伸)운동

(i) 어깨 관절의 운동은 간호자가 환자의 팔을, 팔꿈치와 손목으로 받치고 몸 옆에서 천천히 팔 전체를 들어올려 머리 위까지 굽혀 준다.

다음에는 그 팔을 천천히 제자리로 돌려 준다. 이 운동을 2~3번 반복한다. 위의 운동은 몸의 앞쪽에서 머리 위로 올려가는 방법과 몸 옆에서부터 올려가는 방법이 있는데 그 양쪽을 운동시켜 준다.

또 팔을 옆으로 뻗친 위치에서 머리 위로 가져가지 않고 몸의 안쪽, 가슴 위를 가로질러 굽혀 주는 운동도 해준다.

(ii) 팔꿈치 관절운동은 팔꿈치를 굽혔다 폈다 해주는 것이다. 또 환자의 손을 잡고 팔을 천천히 들어주는 운동도 한다. 이것은 팔꿈치를 직각으로 굽힌 위치에서 손바닥을 안팎으로 돌리면 된다.

(iii) 손목의 관절운동은 손목을 손바닥 쪽으로 굽히는 동작과 반대로 손등 쪽으로 굽히는 동작을 반복한다.

손을 뒤로 젖힐 때는 손가락을 펴야 하며 안쪽으로 굽힐 때는 주먹을 쥐게 한다.

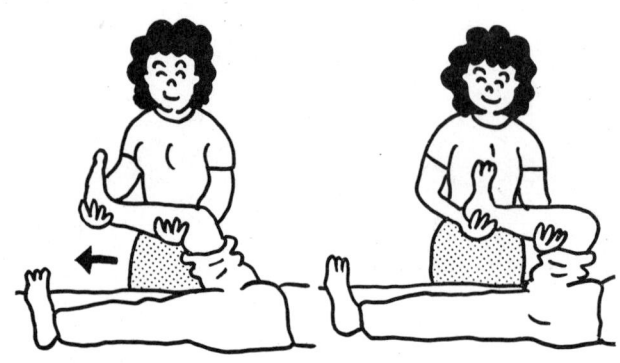

다리의 굴신(屈伸)운동

(iv) 위의 운동과는 별도로 엄지손가락의 관절도 앞뒤로 굽히거나 젖히는 운동을 해준다.

(v) 다리 관절의 운동은 우선 한쪽 손을 무릎 뒤쪽에 대고 다른쪽 손으로 뒤꿈치를 받치고 무릎을 굽혀서 다리를 천천히 들어올린다.

다음에는 환자가 통증을 느끼지 않을 정도로 천천히 위쪽까지 굽히면서 다리를 들어올려 무릎을 펴면서 제자리로 돌린다.

(vi) 고관절(股關節)운동은 무릎 뒤쪽과 뒤꿈치에 손을 대고 다리를 천천히 들어올리면서 다리를 안팎으로 돌려준다.

또 이 자세에서 밖으로 젖혔다가 제자리로 되돌리는 동작을 반복한다.

(vii) 발목 관절운동은 한쪽 손으로 환자의 뒤꿈치를 쥐고 팔을 다리의 발바닥에 대듯이하여 받치고 다른 손으로 발목을 누르며 발바닥에 댄 팔로 다리를 위쪽으로 젖혀 준다.

다음에 발목을 받치고 있는 손을 발끝으로 옮겨서 발바닥쪽으로 되돌리면서 곧바로 펴준다.

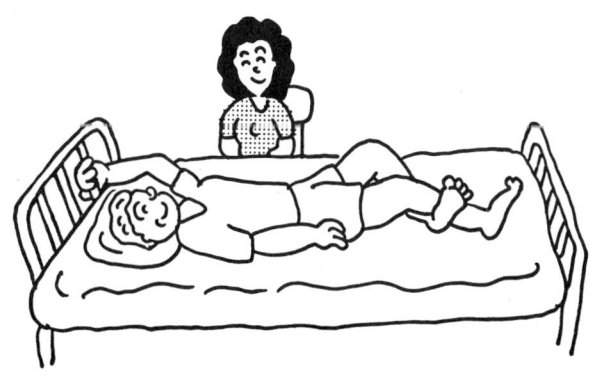

스스로 하는 다리의 굴신(屈伸)운동

(viii) 하지 전체를 바깥쪽으로, 이어서 안쪽으로 돌리는 운동을 해 준다.

(viv) 발가락 관절도 위로 당기며 굽혔다가 아래로 눌러 굽혀 준다.

이상의 운동은 중단해서는 절대로 안되며 환자가 스스로 할 수 있다면 환자 자신이 하도록 곁에서 도와 주면 된다.

2. 안정기의 훈련

(1) 좌위(坐位)의 유지

가벼운 뇌졸중을 일으킨 환자는 며칠 후면 자리에서 일어날 수 있을 정도로 회복한다.

다만 기분이 좋다고 해서 너무 빨리 일어나면 병세를 악화시켜 다시 자리에 눕게 되므로 반드시 의사의 지시를 지키는 것이 중요하다.

환자가 처음으로 자리에서 몸을 일으켰을 때는 물론 곁에서 부축해 주어야 한다. 환자의 등허리에 손을 대고 조용히 상체를 일으켜 준다.

상체를 일으켰다 해도 받치고 있는 손을 떼면 환자는 넘어져버리므로 얼마 동안은 그대로 받쳐준다. 만약 손을 떼야 할 때는 손 대신 이불 같은 것을 뒤에 받쳐서 환자의 좌위(坐位)를 유지해 준다.

그리고 환자의 상체를 일으킬 경우, 그 정도에 따라 반쯤 받쳐 주었다가 놓아두어 본다. 이렇게 해서 서서히 연습해가는 것이 중요하다. 이 연습을 계속함으로써 몸을 일으켰을 때의 위치의 감각에 익숙해간다.

(2) 기계나 기구 이용

병세가 안정됐을 경우 간호인의 협조에 의한 관절의 운동이나 좌위를 유지하는 훈련이 중요하다. 그뿐만 아니라 환자 자신도 스스로 할 수 있는 범위에서 손발을 움직이는 운동이나 좌위를 유지하고 또 일어서고 걸을 때에 의욕적이라야 한다.

이때 기계나 기구를 이용하는 것도 편리한 방법이다.

이를테면 좌위를 유지하는 훈련에는 이불 대신 경사대를 이용한다. 이 기계는 매트에 누워 있는 자세대로 대(台)를 경사시켜 좌위의 감각에 익숙하도록 하는 데 효과가 있다. 처음에는 30° 정도의 각도로 대를 경사시켰다가 서서히 각도를 키워간다.

또 경사대는 환자의 몸을 밴드로 고정시키게 되어 있어서 어느 정도의 체중을 다리에 걸어서 스스로 일어설 경우의 준비도 된다. 즉 다리의 힘을 주고 기립했을 때의 감각에도 익숙해진다.

손발을 움직이는 운동에는 활차(滑車), 용수철, 추 등이 이용되고 있다.

이를테면 어깨나 팔꿈치 관절을 움직이는 운동에서는 매트에 누운 채로 활차를 이용하면 쉽게 굴신운동(屈伸運動)을 반복할 수 있다.

물론 기계나 기구가 없다 해서 효과적인 훈련을 못하는 건 아니다. 뇌졸중은 온몸이 마비되는 것이 아니라 오른편, 혹은 왼편의 어느 한쪽이 불수가 된다.

그래서 마비되지 않은 손과 발을 써서 마비된 쪽의 손발을 움직이는 훈련이 중요하다. 될 수 있는 대로 빠른 시기에 의욕적으로 시작해야 한다.

그리고 다리 운동을 스스로 할 경우에는 처음에 마비된 다리의 무릎 밑에 다른 쪽 다리를 끼우고 마비된 다리의 뒤꿈치 쪽으로 밀고 가서 그 다리를 뒤로 치켜 올렸다가 조용히 내린다. 이 동작을 여러 번 반복한다.

또 같은 요령으로 다리를 옆으로 밀었다가 되돌리는 운동도 여러 번 반복한다.

(3) 기립(起立)의 요령

　다리의 운동기능이 어느 정도 회복되고 몸 전체의 상태도 가벼워졌을 경우에는 우선 자기 힘으로 일어서는 훈련을 해야 한다.
　기립훈련은 매트에서 벗어날 경우와 자리에서 떨어질 경우는 다소의 차이가 있으며 매트에서 벗어나는 편이 비교적 수월하다.
　그러나 어느 경우에나 처음에는 남의 부축을 받아야 하며 처음부터 자기 힘으로 일어서려 한다면 넘어져 부상을 하는 수가 있으니 주의해야 한다.
　매트에서 벗어나서 일어서려 할 때는 마비된 쪽의 반신이 매트 끝에서 가까이 있도록 몸을 옮기고 나서 간호자가 자기 어깨를 환자쪽으로 내밀어 환자의 자유로운 손을 그 어깨에 걸친다. 마비된 손은 자기 몸의 옆에 둔다.
　한편 간호자는 한쪽 손을 환자의 목에, 또 한손은 무릎 뒤쪽에서 받쳐주도록 한다. 그리고 몸을 일으키면서 환자를 끌어올려 매트 끝에 앉도록 한다.
　이렇게 해서 환자가 매트에 앉은 자세를 유지하게 되면 다음에는 실제로 바닥 위에 서는 훈련으로 옮긴다.
　그러기 위해서는 우선 매트에 앉아서 매트 끝에 자유로운 손으로 붙잡을 수 있는 물건을 준비해둔다. 이때 의자를 갖다놓고 그 등을 붙잡도록 하면 된다.
　준비가 되었으면 간호자는 환자의 마비된 손발 쪽에 서서 무릎으로 환자의 무릎을 누르고 지탱할 수 있도록 한다. 다음에 환자의 겨드랑이 밑과 팔꿈치 밑에 손을 넣어 일어설 수 있도록 끌어올리고 환자 자신도 자유로운 손을 그전에 준비해둔 물건, 즉 의자의 등받이 등을 붙잡고 이것을 지탱하여 자기의 몸을 밀어올리며 일어선다.
　이때 환자가 무릎을 굽히지 않도록 간호자는 자기의 무릎으로 환자를 눌러 준다.
　기립자세에서 좌위로 되돌아오기는 비교적 수월한데 이때는 기

립했을 때의 반대 순서를 따라 확실한 동작으로 좌위가 유지되도록
연습한다.

자리에서 일어설 때

우리 가정에서는 보통 방바닥에 요를 깔고 여기에 환자를 눕힌
다. 이와 같은 환경 아래서 환자가 일어서는 훈련을 시작할 경우에
는 매트의 경우와는 다르다.

이를테면 방바닥 위에서 좌위를 유지한 자세에서 직접이 아니라
우선 의자 같은 것에 걸터 앉았다가 일어서는 자세로 단계적으로
옮기도록 일어서는 것이 비교적 힘이 덜 든다. 그러기 위해 가까운
곳에 책장 같은 것을 놔둔다든가 문지방에 손잡이를 달아두고 이것
에 의지하여 일어서는 것도 하나의 방법이다.

기립한 자세에서도 우선 자유로운 쪽 다리에 체중을 걸고 서서
히 마비된 다리 쪽에 체중을 걸어가도록 한다.

이상과 같은 훈련을 날마다 거듭하는 동안에 허리나 다리의 힘
이 붙어 걷는 준비도 되어간다.

(4) 보행 훈련

좌위에서 기립자세로 옮기고, 기립자세에서 좌위로 돌아오는 동
작이 제대로 되었으면 다음에는 보행훈련을 시작한다.

병원 같은 데서는 보행연습은 평행봉(平行棒)을 이용한다 가정에
서는 매트의 모서리나 의자의 등받이, 책상 같은 것을 대용하여 여
기에 손을 짚고 서서히 다리를 옮겨가도록 한다.

보행의 요령은 우선 자유로운 다리에 체중을 걸고 손으로 짚은
위치부터 시작한다. 처음에는 마비된 다리를 앞쪽으로 약 20cm쯤
내딛고 손으로 몸을 지탱한 채 체중을 앞쪽다리로 옮겨가고, 이어
서 뒷다리를 앞쪽으로 끌어당겨 여기에 체중을 걸도록 하여서 발을
옮겨간다.

자기 힘만으로는 어려울 때는 남이 거들어 주는 것도 좋다. 하지
만 될 수 있으면 남의 힘을 빌지 않고 자기힘으로 해내도록 하는

것이 중요하다.

위의 기본훈련이 성과가 있으면 다음에는 지팡이를 짚고 걷는 훈련으로 옮긴다.

보행훈련에 사용하는 지팡이는 T자형이 좋다. 지팡이의 높이는 장골(腸骨 : 대퇴부와 허리 중간에 있는 허리띠가 걸리는 뼈) 부위의 높이가 좋은데 이것은 팔을 가볍게 굽혔을 때 쥐기 편리한 높이다.

이 T자형 지팡이를 자유로운 손으로 잡고 연습 초기에는 기립의 자세에서 우선 지팡이를 앞쪽으로 내밀고 다음에 부자유한 다리를 내밀었다가 다시 자유로운 다리를 내딛는다.

위의 요령으로 보행연습을 반복하여 익숙해지면 이번에는 지팡이와 부자유한 다리를 동시에 앞쪽으로 내딛고 다음에 자유로운 다리를 앞으로 내딛는다.

지팡이를 이용한 보행연습은 처음에는 방안 방바닥이나 복도를 연습장으로 하는데 숙달 정도에 따라 거리를 늘려간다. 그리고 계단 오르내리기나 도랑이나 문턱을 넘는 연습으로 옮겨 차츰 뜰이나 공원, 왕래가 많은 거리에서 자유롭게 걸을 수 있도록 훈련해간다.

물론 이런 지팡이를 이용할 수 없을 정도면 처음에 목발을 이용하는 것도 좋다.

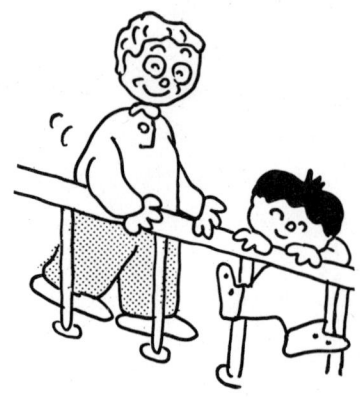

보행연습은 난간 등을 이용한다

언어장애(言語障碍) 개선

뇌졸중에서는 언어장애를 수반하는 것이 보통인데 이것은 말할 것도 없이 뇌출혈(腦出血) 증상을 일으켜 대뇌(大腦)의 언어중추(言語中樞)가 손상되어 그 기능이 나빠졌기 때문이다.

뇌졸중에서의 언어장애는 크게 나누어 실어증(失語症)과 구어장애(構語障碍)가 있다. 또 실어증은 감각성(感覺性)실어증과 운동성(運動性)실어증으로 나뉘고 구어장애는 운동성실어증에 해당된다.

지구상의 생물중에 말을 할 수 있는 것은 오직 인간뿐이다.

"인간은 오직 말로 하여서만 인간이다"라는 언어학자 푼볼트의 유명한 말이 있는데 이것이 인간의 특징을 단적으로 표현하고 있다.

그런데 이 인간의 특징인 언어는 생리학적으로 대뇌피질(大腦皮質)이라 불리우는 뇌세포의 작용이 지배하고 있다.

그 메커니즘을 간단히 설명해보자. 말을 하려면 먼저 상대가 하는 말을 듣고 그 뜻을 이해하여, 그 이해에 바탕하여 자기가 상대에게 전하려고 하는 생각을 발성한다. 그 발성의 내용은 언어로 꾸며서 이것을 발성기관(發聲器官) 근육의 종합적인 작용에 의해 소리를 만들어낸다.

그리고 이러한 일련의 작용을 대뇌피질이 지배하고 있다.

위의 대뇌피질의 작용 중에 말을 이해하는 작용을 하는 영역을 감각성언어야(感覺性言語野)라 하고 말을 하기 위한 근육운동의 통합이 이루어지는 영역을 운동언어야(運動言語野)라고 한다.

그리고 감각성언어야가 망가지면 상대가 하는 말은 들리지만 그 뜻을 이해할 수 없게 되어 결국 어떻게 대답해야 할지를 모르게 된다.

또 자기가 하는 말조차도 무슨 말을 하는지 그 뜻을 모르게 된다. 따라서 의미를 모르는 말을 지껄일 뿐, 뜻있는 말을 할 수 없다. 이것이 앞에서 말한 감각성실어증 상태다.

이에 대해 운동언어야가 망가졌을 경우에는 근육운동은 마비되지 않았으므로 소리를 낼 수는 있지만 그 소리를 말로 꾸밀 수 없기 때문에 말을 할 수 없는 상태가 된다. 이것이 운동성실어증이다.

뇌졸중에 있어서는 위와 같은 언어장애가 어떤 사람에게 단일적(單一的)으로, 또 어떤 사람에게는 복수적(複數的)으로 나타나는 것이 보통이다. 물론 경중(輕重)의 차이는 있다.

그런데 이와 같은 언어장애는 연습에 의해 어느 정도까지는 그 기능을 회복할 수 있다.

전혀 장애라고 느껴지지 않을 정도, 즉 완전에 가까운 정도로까지 회복하는 경우도 적지 않다.

그러기 위한 연습은 몸의 운동의 훈련을 시작하는 시기와는 관계없이 일찍부터 시작해도 무방하다.

언어의 연습방법은 장애의 정도에 따라 여러 가지가 있는데 환자 자신이 혀를 맘대로 움직여 확실한 발음을 할 수 있을 때까지 계속해서 연습하는 것이 가장 효과적이다.

또 언어야가 망가져서 실어증이 되었을 경우에는 외국어 발음을 연습할 때처럼 단어 하나 하나의 발음, 의미, 구성을 끈질기게 익혀 가야 한다.

제 4 장 고혈압의 특수요법

1. 물리요법(物理療法)

(1) 물리요법이란?

병들었을 때 약물을 써서 고치는 치료법을 약물요법이니 화학요법이라고 하는데 기계를 써서 병을 치료하는 것을 물리요법 또는 이학적(理學的)요법이라고 한다.

즉 광선, 열, 전기 등의 에너지를 기계를 써서 여러 가지 형태로 바꾸어 이것을 몸에 쏘여서 그 자극의 작용에 의해 병을 치료 또는 예방, 혹은 건강증진을 꾀하는 방법이다.

이 물리요법은 주로 피부를 통해서 행해진다. 피부에 자극을 가하면 충혈(充血)되어 순환기능의 장애가 회복한다. 즉 혈행이 좋아진다. 또 호르몬의 분비를 촉진하기 때문에 온몸의 장기의 작용이 좋아지는 것이다. 그런데 이와 같은 효과를 갖는 물리요법이 고혈압에 대해 어느만큼의 효과를 나타내는가에 대해서는 한마디로 말할 수는 없다. 절대적인 치료 효과를 기대할 수는 없지만 증상에 따라 적당한 물리요법을 하면 심리적 효과는 바랄 수 있다.

(2) 피부마찰요법(皮膚摩擦療法)

특히 기계를 쓰지 않더라도 마른 수건이나 불러쉬 같은 걸로 피부를 빨개질 때까지 문질러 준다. 이렇게 함으로써 피부의 저항력이 증가되고 감기를 예방하는 효과가 있을 뿐만 아니라 말초신경을 확장시켜서 혈행을 좋게 하며 혈압을 내리는 효과를 바랄 수 있다.

감기가 여러 가지 질병의 유인(誘因)이 되는 것은 말할 것도 없다. 또 환자가 감기에 들면 증상을 악화시킬 수 있다. 고혈압도 예외는 아니다. 피부를 마찰하여 저항력을 길러줌으로써 감기를 예방하는 것도 고혈압에는 매우 중요한 일이다.

(3) 목욕·온천요법

목욕은 기분전환과 더불어 혈행을 좋게 하여 혈압을 내리는 효과가 있다. 다만 중증의 고혈압이나 심장에 고도의 장애가 있는 사람은 더운물이나 찬물로 목욕하는 것이 역효과가 되는 수가 있으므로 주의해야 한다.

온천요법은 모든 질병에 좋은 것은 아니며 또 온천의 종류나 입욕회수(入浴回數), 계절, 증상의 경중, 그밖의 여러 가지 조건에 따라 효과도 다르므로 온천요법을 하기 전에 의사와 상의하여 그 지시에 따라야 한다.

온천요법의 일반적인 효과는 다음과 같다.

(i) 온천에 들어가면 물의 부양력(浮揚力)으로 체중이 줄어 마비된 손발의 운동이 수월해진다.

또 물의 압력으로 호흡이나 혈행기능에 변화를 주어 이뇨작용(利尿作用)이 생긴다.

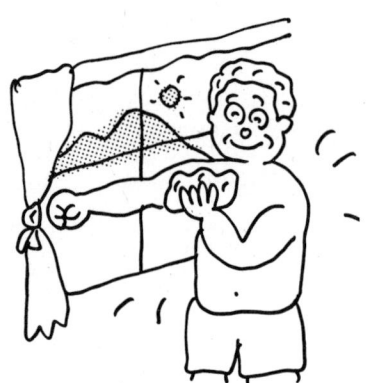

건포마찰은 혈행을 좋게 하여 혈압을 내린다

(ii) 온열(溫熱)에 의해 피부의 혈행이 좋아지고 신진대사도 왕성해져 노폐물이 배출된다.

(iii) 온천수의 화학성분에 의한 화학적 작용에 의한 효과가 있다. 즉 입욕이나 음용(飮用)으로 가스, 이온, 에마나치온 등이 몸안으로 들어가 약물과 같은 효능이 있다.

(4) 구(灸 : 뜸)요법과 침(鍼)요법

서양의학에는 없는 동양 특유의 의학으로서 침구요법(鍼灸療法)을 들 수 있다.

이 침구에 의한 요법은 자율신경계의 불균형을 자극에 의해 조절하는 방법이며 자율신경계의 불균형 때문에 생긴 순환계장애에는 좋은 영향을 미치므로 고혈압에도 구요법이 이용되고 있다.

구(灸)는 약쑥을 말린 뜸쑥을 피부의 일정 장소, 즉 경혈(經穴)에 고정시키고 여기에 불을 붙혀 그 열에 의한 자극을 주는 요법이다.

즉 작은 화상터가 생기는데 거기서 히스토토키신이라는 단백체분해물(蛋白體分解物)이 생겨서 단백체요법으로서 작용한다.

침요법은 금, 백금, 은, 철로 만들어진 침을 피부의 일정 장소 [經穴]에 꽂는다. 그러면 구요법의 열(熱) 대신 기계적인 자극을 주게 된다. 특히 교감신경을 자극하게 된다.

구요법이나 침요법은 모두 자가진단을 피하고 의사나 전문가와 상의한 다음 치료에 임하도록 한다.